AF314965

CONSIDÉRATIONS

ET

CONJECTURES

SUR LES QUALITÉS

ET

LES MALADIES DES NERFS.

CONSIDÉRATIONS

ET

CONJECTURES

SUR LES QUALITÉS

ET

LES MALADIES DES NERFS:

PAR M. LE DOCTEUR MUSGRAVE.

TRADUIT DE L'ANGLOIS.

A BOUILLON,

AUX DÉPENS DE LA SOCIÉTÉ TYPOGRAPHIQUE.

M. DCC. LXXIX.

CONSIDÉRATIONS

ET

CONJECTURES

SUR LES QUALITÉS

ET

LES MALADIES DES NERFS:

Par M. le Docteur Musgrave :

Traduit de l'Anglois.

On répete sans cesse & comme par écho qu'il n'est point de doctrine, point de systême qui puissent être admis par une saine raison, s'ils ne sont fondés sur l'expérience. C'est le cri universel de la philosophie. Elle ne considere pas que même dans les sciences naturelles, il est une infinité de points qui ne peuvent être soumis à cette regle excellente, à la

A

vérité, mais souvent peu d'accord avec les bornes de l'esprit humain. A l'égard de ces objets, il est forcé de s'en tenir aux simples lumieres du raisonnement & de la réflexion. La médecine, cet art de guérir, en est réduite là malgré mille tentatives ingénieuses qu'elle a faites pour s'élever & se perfectionner à l'aide de l'expérience. Est-il possible d'en faire sur le corps humain, quand on le desire, quand on en a besoin ? Il ne reste donc aucun moyen assuré de déterminer avec une certitude philosophique les effets qui font produits en nous par l'application des secours de la médecine.

Nous pouvons, il est vrai, rechercher & fixer peut-être les puissances antiseptiques du nitre, du camphre ou du quina ; mais en agissant ainsi, que découvrons-nous ? Les effets produits par ces substances : nos recherches font donc bornées entiérement à la nature de l'agent, au lieu de comprendre tout ensemble l'agent & le patient : en outre, quand même on auroit vaincu cette difficulté, il en resteroit encore d'une bien plus grande conféquence.

J'ose dire sans craindre la contradiction d'aucun phyficien, qu'il est impossible d'arriver à une conclufion certaine & univerfelle par les expériences faites sur le corps vivant : la différence qu'il y a d'un individu à l'autre y mettra toujours un obstacle invincible. Nos fpéculateurs ont pofé en axiome, *que la nature doit être uniforme.* Je le crois vrai, strictement parlant, dans un sens métaphyfique ; les corps conftitués de la même maniere doivent avoir indubitablement les mêmes propriétés. Mais il ne s'enfuit pas delà que la nature foit uniforme dans le fens que le prendroit le vulgaire. Les corps que leur conformité dans plufieurs propriétés effentielles, fait ranger fous une dénomination fpécifique, ne font pas toujours conftitués de la même maniere ; ils peuvent être doués de plufieurs propriétés différentes, foit actives, foit paffives.

Ainfi, le fer tiré de diverfes mines, differe fouvent en ductilité, malléabilité & autres propriétés au point que pour corriger les défauts des diverses especes, il est nécessaire de fondre ensemble celles qui ont des qualités contraires.

Et combien, dans le regne végétal, le vin, les fruits, les arbres de haute futaie d'un pays, ne surpassent-ils pas en bonté & en force ceux d'un autre climat? Combien aussi les médicaments tirés des diverses especes de plantes ne different - ils pas en vertus?

Qu'y a-t-il donc qui nous doive si fort surprendre en remarquant une disparité frappante dans les divers individus de l'espece humaine? dont le plus ou le moins de sensibilité doit produire toutes ces différences si extraordinaires.

Dans le fait, presque chaque individu a quelque chose de particulier dans sa constitution, de même que chaque visage a ses traits distinctifs. Les preuves de ce que je soutiens se présentent naturellement à l'observateur le moins attentif. Il n'y a rien néanmoins de si frappant que ce que le savant M. Kalm dit avoir vu de l'effet de l'arbre-poison, qui croît dans l'Amérique. Une personne peut le toucher & le manier comme il lui plait ; coupez-le, pellez-le, ôtez-lui son écorce, frottez-la dans la main, respirez-en l'odeur, répandez-en le suc sur la peau, & faites d'autres expériences à peu près pareilles, & vous n'aurez aucun accident à en craindre. Mais une autre personne n'osera pas même toucher l'arbre lorsque son bois est frais, ni s'exposer à la fumée du feu qui le consume sans en sentir des effets pernicieux. Son corps, son visage, ses mains s'enfleront tout-à-coup, & elle éprouvera une vive douleur (1).

Monsieur Kalm nous raconte encore un fait assez singulier de sa servante, qui, peu de temps après qu'elle fut débarquée à l'Amérique, voulut manier l'arbre-poison ; elle parut même rire des effets qu'on lui attribue. Mais, un an après, à l'époque de ses

____

(1) Voyez les voyages de Kalm en Anglois, vol. 1, pag. 77. Le détail de cet arbre-poison qui est très-curieux contient 5 pages in-8.

regles, cette fille se sentit très-incom-
modée, & elle eût les mêmes symptomes que nous venons de décrire.
Dans quelles vues seroit-il donc nécessaire de faire des expériences sur
quelque individu, puisqu'ils different tous en qualités & en habitudes
de tout le reste de la même espece,
au point que ses plus fortes habitudes souffrent une variété journa-
liere, & different d'elles-mêmes selon les circonstances ?

Je suis donc fortement enclin à
penser que les savants qui ont tra-
vaillé à découvrir la théorie des maladies, ont cherché celle qu'on ne
peut pas raisonnablement trouver.
On pourroit comparer ces Messieurs
à ce tailleur de la fable, chargé de
faire un habit pour la lune ; & qui
eut la bonhomie de couper l'étoffe
sur la grandeur d'une de ses phases,
sans prévoir qu'après la révolution
de celle-ci, l'habit seroit trop petit
pour les deux phases suivantes.

Qu'est-ce que la théorie ? Une chaî-
ne étroitement unie de situations uni-
versellement vraies. Or, à l'égard

des maladies & de leur guérifon , qui dépendent de la maniere dont le corps eft affecté par les différentes fubftances qui agiffent fur lui , il eft évidemment impoffible de regler & de fixer aucune fituation qui puiffe être univerfellement vraie; car il n'y a pas deux individus qui foient affectés de la même maniere , comme il n'y en a pas un feul fur lequel les mêmes caufes produifent conftamment les mêmes impreffions : il eft vrai , qu'il y a une relation générale dans la plus grande partie des individus , au moyen de laquelle on peut établir quelques regles générales de pratique , comme dans une figure extérieure , il y a une proportion générale entre les dimenfions des diverfes parties, qui eft d'un grand fecours au peintre & au ftatuaire ; & quoiqu'il n'y ait peut-être pas dans la nature deux corps humains exiftants , dans lefquels la même proportion fe faffe remarquer dans tout leur enfemble, la réunion des traits de conformité & les conféquences qu'on peut en tirer, n'en font vraifemblablement pas moins le plus haut degré de connoissance que nous soyons capables d'acquérir sur les propriétés passives du corps humain, & dont nous devons être contens, sans prétendre aller plus loin.

Cependant quoiqu'il soit impossible d'établir l'action d'aucune substance extérieure sur **nous**, il n'y a pas un grand effort à faire pour découvrir plusieurs relations, que les principales parties constituantes de notre corps ont l'une avec l'autre.

Ainsi, quelque différence qu'il puisse y avoir dans les éléments de la structure humaine, il n'y a cependant aucun individu dans lequel le cœur & les arteres ne poussent le sang & où les veines ne les renvoient ; dans lequel les muscles ne soient pas la cause immédiate, & les nerfs la cause premiere du mouvement.

Ces relations probablement inaltérables peuvent donc devenir l'objet de la science, & cette science peut aussi s'accroître & se perfectionner par la découverte de relations nouvelles.

Le dessein principal de ce traité,

eſt d'augmenter le nombre de ces relations, & de montrer que lorſque
le corps humain eſt dérangé, la premiere impreſſion morbifique ſe fait
ſur les nerfs; d'où le germe funeſte
s'étend excluſivement ſur les autres
parties ; &, qu'au contraire, lorſque
la ſanté ſe rétablit, la premiere impreſſion ſalutaire ſe fait pareillement ſur
eux, en ſorte qu'ils ſont le foyer d'où
découlent la ſanté & la maladie.

Ce théoreme, ſi digne de ce nom,
n'eſt pas ſi ſtérile en corolaires utiles, qu'il le paroît au premier coup-
d'œil ; entre autres avantages, il ou-
vre un champ très-vaſte au praticien
pour l'adminiſtration des remedes.

Rien n'eſt ſi commun aujourd'hui
que de trouver des théoriciens qui mé-
priſent hautement un remede quand
ils ne peuvent rendre raiſon de ſa
maniere d'agir.

Les emplâtres, vous diſent-ils, ne
ſont autre choſe qu'une couverture
chaude & tenace. Les fomentations
aromatiques ne ſont pas plus utiles
ni meilleures en aucune circonſtance
que l'eau chaude : enfin, les liniments

& les embrocations ne peuvent entrer dans la circulation, & c'eſt pour
cela qu'ils font très-peu ou point de
bien au malade : en effet, dans cette ſuppoſition, il eſt néceſſaire que
les médicaments, pour qu'ils puiſſent
avoir des effets ſalutaires, ſoient d'a-
bord incorporés avec le ſang & les
humeurs, & entraîné, dans la circulation. Mais, au contraire, ſi les nerfs
ſont le grand véhicule des remedes ;
alors chaque application ſur la peau,
ſéparée des nerfs ſeulement par un
épiderme poreux, peut faire aiſé-
ment une impreſſion ſur eux ; &
procurer la guériſon dans toutes les
affections locales.

Et pour donner un autre exemple ; s'il eſt vrai, comme je tâcherai
de le montrer, qu'une ſimple irritation de nerf peut cauſer la corruption immédiate des fluides qui ſont
dans le département de ce nerf ;
il eſt eſſentiel de conſidérer d'abord,
ſi les violents vomiſſements bileux
qui accompagnent certaines coliques, au lieu de cauſer l'irritation des
inteſtins, n'en peuvent pas être l'ef-

fet ; & conféquemment fi ce n'eft pas une mauvaife pratique dans chaque cas de tenter d'enlever cette bile par les cathartiques. Je ferois très-circonfpeɛ̌t fi j'étois feul du fentiment que la colique bilieufe eft très-bien guérie par les feuls opiatiques. Mais l'autorité refpeɛ̌table du Docteur Waren me juftifie ici pleinement. Je la cite avec autant de confiance que de reconnoiffance , puifque j'ai fuivi fa méthode avec un fuccès toujours égal (1). Ceci pofé , je dis donc qu'un opiatique peut arrêter la génération de cette bile acrimonieufe , & que tout homme vrai & fincere qui cherche à s'inftruire , doit avouer, & reconnoître que l'irritation a donné naiffance à cette humeur viciée.

Je crois pouvoir ajouter encore ici en paffant , que l'obftacle principal qui a retardé jufqu'ici les pro-

____

(1) Med. tranfaɛ̌t. vol. 2 p. 68. Il compare Sydenham : *de iliaca paffione ; proceff. in morb. p.* 57. De Haën rat. medendi. vol. 1. p. 184. ed Lugd. Bat.

grès de la médecine, est, selon moi,
l'entreprise folle de vouloir la fonder
sur les principes connus des autres
sciences, & l'expliquer par eux.
Quelques personnes même très-eclai-
rées ont appellé à son aide la chymie; d'autres ont eu recours à la
méchanique, & d'autres enfin à l'hy-
draulique. En appuyant trop sur
quelques points, en glissant sur les
autres, il ont bâti une théorie qu'ils
ont plâtrée comme ils ont pu. Théorie absurde qui paroît à des yeux
non prévenus, s'écarter diamétrale-
ment de la vraie théorie, comme
une fausse clef qui n'entre qu'à moitié
dans la serrure, differe de la vraie qui
correspond parfaitement bien avec
la garde & avec tout le corps intérieur de la serrure.

Je me flatte de prouver dans peu
que la médecine est une science,
vraie, indépendante, distincte, fondée, non sur les propriétés générales
de la matiere solide ou fluide, comme les méchaniques ou l'hydrauli-
que, ni sur les affinités mutuelles
des différents éléments comme la

chymie ; mais qu'elle eſt fondée ſur les propriétés particulieres des corps animés, propriétés ſubtiles, épurées, ſpirituelles, ſemblables à ces ſubſtances magnétiques & électriques, qui préſentent des phénomenes que perſonne n'oſe à préſent entreprendre d'expliquer par les loix ordinaires de la matiere & du mouvement.

CHAPITRE PREMIER.

De la circulation du ſang ; comme elle eſt produite par les nerfs.

JE crois qu'on n'oſera pas mettre en queſtion, que la circulation du ſang dans un certain ſens, eſt retardée, preſſée ou hâtée par l'action des nerfs ; car le cœur étant muſculaire, & ſa puiſſance d'agir dépendant des nerfs, il doit contracter une force plus ou moins grande, à proportion que la puiſſance communiquée par ſes propres nerfs eſt plus ou moins étendue. Que les nerfs n'aient aucune puiſſance de diminuer ou d'accroître la vélocité du ſang après qu'il eſt ſorti du cœur, c'eſt une queſtion qui me paroît très-douteuſe, & qui mérite d'être éclaircie par les ſavants les plus conſommés.

Pour eſſayer de répondre à cette queſtion, il faut, je crois, conſidérer d'abord quelques phénomenes qui naiſſent évidemment de l'action des nerfs ; puiſqu'ils dépendent des cauſes intellectuelles ou des impreſſions vives que certaines idées font ſur l'eſprit. Les faits dont je parle, ſont l'érection de la verge, par des penſées laſcives, & le tranſport du ſang au viſage occaſionné par la colere ou par la honte.

Maintenant que ces phénomenes ſoient produits tous les deux par quelque cauſe diſtincte de la force du cœur ; cela eſt démontré, premiérement, par leur localité & enſuite par leur durée.

Par leur localité ; parce que le ſang étant verſé ſur chaque partie du corps en même temps par la force du cœur, le phénomene produit par cette force, ne pourroit pas être borné à une feule partie, mais il devroit affecter néceffairement le corps entier.

Par leur durée, parce que, quel que foit l'effet qui naiffe de la contraction vigoureufe du cœur, cette durée devroit être détruite prefque auffi-tôt par les arteres, qui fe contractent elles-mêmes en proportion de leur reffort & de leur diftenfion précédente.

Il paroît encore affez évident que ces phénomenes doivent avoir pour caufe la conftriction des veines, parce que la dilatation fucceffive & la contraction violente des arteres qui fuit, ne cauferoient certainement pas une congeftion permanente du fang dans les parties mentionnées ; il y a plus, une contraction vigoureufe capable de vaincre la force du cœur, devroit même y prévenir l'entrée & l'amas du fang ; & conféquemment empêcher les phénomenes auxquels on fait ici allufion.

Il eft donc prouvé qu'ils doivent

être produits par une conſtriction des veines qu'on a déjà ſuppoſé être la cauſe de l'érection du pénis, & qui, ſi elle eſt admiſe pour avoir lieu dans une partie, peut être appliquée ſans le moindre ſcrupule aux phénomenes analogues qu'on remarque dans les autres.

Il ſe préſente tout naturellement une queſtion : ſavoir par quelle puiſſance & par quel méchaniſme cette conſtriction eſt-elle produite ?

On doit avouer franchement que les fibres muſculaires des veines n'ont pas encore été clairement démontrées, malgré qu'il paroiſſe certain que leurs parois ſont continuellement étendues, & ont une perpétuelle inclination à ſe contracter ſur le fluide qu'elles charient. C'eſt au moyen de cette contraction imperceptible que le baron de Haller explique quelques phénomenes qu'il a lui-même obſervés ; ſavoir, le reflux du ſang, contraire à la gravité, & contraire aux loix de la circulation, vers quelque ouverture d'une veine voiſine.

Cette puiſſance, à parler exactement, ne dépend pas de la vie, parce qu'elle n'eſt pas terminée avec elle, & c'eſt pour cela, dit-il, qu'elle pourroit être rapporté à une (1) élaſticité naturelle d'une fibre cellulaire tendue.

Toutefois elle paroît dériver de la vie, parce qu'il la limite expreſſément aux animaux vivants ou morts depuis peu. Il feroit donc déraifonnable de croire que lorſque les nerfs, le ſiege & la ſource de la vitalité ſont puiſſamment irrités, ils doivent & peuvent augmenter chaque puiſſance dérivée & dépendante d'eux.

Van-Swieten rapporte dans le troiſieme volume de ſes commentaires, (p. 427) un fait qui prouve que lorſque la circulation eſt interceptée, il peut en réſulter une enflure univerſelle. Un enfant qui mourut d'un paroxyſme épileptique, avoit tout ſon corps horriblement enflé. La ſurface du corps paroiſſoit en même

____

(1) Eléments phyſiolog. v. 2. p. 214.

temps noire , excepté les parties fur lefquelles il repofoit , & les places que couvroient fes mains , qui étoient blanches les unes & les autres.

Il eft évident que l'enflure du corps ne pouvoit pas être produite dans cette circonftance par l'air fixe qui s'étoit dégagé , parce qu'il auroit dif-tendu la peau dans toutes les parties , & auroit effacé totalement les marques que la compreffion avoit laif-fée ; l'on voit encore dans l'emphy-feme , qui eft réellement un amas d'air élaftique fous la peau , que l'appa-rence du corps eft blanche & non pas rouge ni noire. Voyez les obferva-tions médicales de Londres ; vol. 2. p. 20 , maintenant comme une enflure momentanée du corps , peut être feu-lement produite par le développe-ment de l'air ou par la conftriction des veines , & comme le phénome-ne de ce cas-ci ne peut pas être impu-té à la premiere caufe , il doit avoir été produit par la feconde.

A l'égard des phyficiens & des naturaliftes qui admettent que l'é-rection du pénis eft caufée par une

conftriction des veines, le fait qui
fuit fera une preuve décifive & com-
plette que les nerfs ont la puiffance
de caufer une telle conftriction.

Un manœuvre, dans la province
de Devon, qui élevoit une meule
de blé en gerbes, dans le fort de la
moiffon, gliffa du haut du tas de blé
& tomba fur le coccyx : les verte-
bres des reins furent-elles difloquées
par cette chûte ? cela ne pût être déci-
dé fur le champ, quoique le chirur-
gien fut un habile praticien, & qu'il
y apperçut quelques inégalités ; la
moëlle du dos parut néanmoins con-
fidérablement offenfée ; fes jambes
& fes cuiffes devinrent paralytiques
dans le même moment qu'il eut une
érection conftante du pénis, qui lui
dura jufqu'à la mort.

N'eft-il pas évident que dans ce
cas, la paralyfie fut occafionnée par
le choc violent d'une partie des
nerfs ; que l'érection fut caufée par
un choc plus léger de quelque autre
partie de ces nerfs affez forte pour
irriter feulement, mais pas affez pour
les engourdir ?

La conſtriction des veines qui eſt due à l'action des nerfs, peut produire également la pâleur occaſionnée par la peur. Une telle pâleur doit provenir ſans doute de quelque changement dans les vaiſſeaux ſanguins ; & n'étant pas un phénomene momentané on ne peut dire qu'elle vient de ce que la contraction du cœur & des arteres eſt ſuſpendue ; cette ſuſpenſion, excepté dans les cas d'un évanouiſſement abſolu, ne pourroit être que momentanée. Il doit donc être attribué & imputé à une diminution de conſtriction tonique ordinaire des veines ; qui fait qu'elles tranſmettent le ſang plus promptement que d'ordinaire, de ſorte qu'il en paſſe moins dans les vaiſſeaux cutanés.

Pour mieux éclaircir cette aſſertion, il faut obſerver que la foibleſſe eſt produite en même temps & par les mêmes cauſes que la pâleur ; car il eſt connu de tout le monde, qu'une perſonne vigoureuſe, ſaiſie de crainte & de peur, tombe ſubitement en foibleſſe & perd même la force de fe foutenir , lorfqu'au fommet d'un édifice , ou fur les bords d'un précipice , la vue du danger la trouble & l'effraie. La colere , d'un autre côté , qui colore le vifage , donne au corps une force générale, vive & animée , qui déploie les plus grands efforts & frappe les plus rudes coups.

Nous pouvons donc hafarder de confidérer la pofition fuivante comme probable ; favoir, qu'il y a une certaine influence tonique exercée par les nerfs fur le fyftême veineux , par laquelle il eft tenu dans un état convenable de conftriction ; qu'un furcroît de cette force augmente la conftriction, & arrête la circulation du fang ; & , qu'au contraire , une diminution de cette force diminue la conftriction , & laiffe couler le fang librement ; d'où il fuit, en effet , que la force avec laquelle les parois des veines réfiftent à la tranfmiffion du fang, eft dans un état de fluctuation plus ou moins grande , felon que les nerfs, defquels elle dépend , font plus ou moins vigoureux , & plus ou moins irrités.

Ce qui ajoute encore à la probabilité de cette doctrine, c'est que l'é-
pilepsie, qui est une secousse violente
de tout le système nerveux, est accompagnée d'une constriction si forte des veines, que le sang ne peut
y entrer. De sorte qu'en disséquant
les personnes mortes dans cet état,
on n'a trouvé du sang dans aucun
autre endroit, excepté dans les arteres (1).

Comme c'est ici la plus forte preuve qu'on puisse donner des nerfs
stimulés, de même, la syncope est la
preuve la plus forte de leur relâchement. La pâleur du visage montre
encore que les vaisseaux cutanés sont
vuides, & que le sang coule sans
aucune résistance à travers les grosses
veines intérieures.

Par ce moyen, nous observons la
solution d'un autre phénomene, dont
on n'a donné jusqu'ici aucune expli-

---

(1) Johnston in London, med. observat.
vol. 2. p. 115. Haller, physiol. tom. 2. p. 182.
*In hydrophobo sanguis in arteriis omnis repertus
est, ut venæ inanes essent.*

cation satisfaifante ; favoir, la grande enflure du corps qui arrive quelquefois après avoir mangé des moules. Il eft au moins poffible que les nerfs de l'eftomac peuvent être fi fortement irrités par les fucs de cet animal, qu'ils communiquent l'irritation à chaque partie du fyftême, irritation qui, felon la doctrine expofée ici, produiroit dans chaque partie une conftriction des veines, dont la fuite feroit une enflure univerfelle.

Je ne recherche pas à préfent dans quelle circonftance & pourquoi les moules font du mal dans un temps & n'en font point dans un autre.

Je ne puis pourtant paffer fous filence un phénomene fi remarquaque, fans expofer au moins mes conjectures : je crois donc que cette différence provient en partie de la différente fenfibilité des eftomacs, & en partie auffi de l'état plus ou moins vigoureux du poiffon, dont l'huile étant probablement le plus fort ftimulant, eft, par conféquent, le plus nuifible, lorfque le poiffon eft en pleine fanté.

Je foumets auffi aux favants la queftion fuivante : favoir, fi la grande enflure des veines durant l'ufage du pediluvium, n'a pas été attribuée à tort à leur relâchement, & fi elle ne peut pas être mieux expliquée par leur conftriction & l'irritation de la chaleur.

Un relâchement général des veines tendroit, au moins felon moi, à faire difparoître les veines fuperficielles, & prefque affaiffées, au lieu de les remplir & de les gonfler.

Il ne paroît pas non plus vraifemblable que la dépreffion remarquable des mufcles du vifage, appellée communément, *face hippocratique*, & qui eft, dans tous les cas, un avant-coureur certain de la mort, puiffe être totalement due à la conftriction des veines ; car cette conftriction ne peut fubfifter dans l'épuifement total de l'énergie vitale des nerfs.

Lorfqu'il y a irritation dans un nerf particulier, il y a généralement une conftriction proportionnelle de la veine contigue, fi cette conftriction

tion n'exifte pas toujours. La preuve la plus fimple de ce que j'avance ici, eft la tumeur & l'inflammation caufées par une piquure d'épine. Dans ces cas, les veines tranfmettent le fang auffi promptement & auffi librement que de coutume ; il ne pourroit donc pas y avoir là une telle tumeur & congeftion ; l'une & l'autre fe remarque néanmoins évidemment, quoiqu'il n'y ait point de fievre ni de fréquence dans les pulfations du cœur. Quant aux arteres, l'augmentation de leur force ne peut fe faire appercevoir que dans le temps que le cœur eft en repos, c'eft-à-dire alternativement avec les contractions de ce vifcere ; par conféquent, fi elle avoit lieu, elle tendroit plutôt à chaffer le fang, à accélérer fon mouvement qu'à le retarder (1).

---

(1) *Ut irritabilis natura in inflammatas partes fanguinem congreget nondum credo explicatum fuiffe, & facilius forte à venarum vehentium conftrictione aliquâ explicari crediderim, etiam penis exemplo, quam ab arteriolarum minimarum quâcumque vi contractili.* Haller. phyfiol. vol. II. p. 214.

Il feroit, je penfe, affez inutile de rapporter ici les preuves qui établiffent que le fyftême artériel fouffre des conftrictions par l'influence des nerfs. Ces vaiffeaux font tous revêtus d'une membrane mufculaire, & toutes les parties mufculaires font, comme on fçait, animées par les nerfs. J'obferverai donc feulement que cette conftriction paroît affez bien évaluée par l'augmentation des pulfations des arteres qui aboutiffent à une partie irritée quelconque. Ce phénomene a fortement embarraffé certains phyfiologiftes : j'entends par augmentation des pulfations, non pas un pouls plus animé, mais une certaine différence entre la fyftole & la dyaftole de l'artere plus grande & plus fenfible que dans l'état naturel ; ce qui fe remarque furtout dans les plus petites arteres qui, ordinairement, n'ont point de pouls.

Or, l'irritation ne s'arrête jamais à un point purement mathématique ; au contraire, elle fe communique à toutes les parties contigues ; &, par conféquent, par-tout où elle

s'étend, elle causera, lors de la dyaftole , une plus grande dilatation des
arteres , c'eft-à-dire, elle fera qu'il
y aura une plus grande différence ,
que dans l'état naturel , entre le dia-
metre de l'artere lors de la fyftole,
& celui de l'artere pendant la dyaftole ; ou, pour m'expliquer dans d'autres termes , il y aura augmentation
des pulfations, ou même on remar-
quera le pouls dans les arteres qui
n'en ont pas réguliérement. Arrive-
t-il que les membranes mufculaires
des arteres font malades , tendres ,
molles, le pouls fera pénible & difficile , quoique perceptible , & c'eft-
là précifément ce qui conftitue la
palpitation & le phénomene dont
nous avons entrepris de donner l'ex-
plication.

Si donc les différentes affections
des nerfs augmentent ou affoibliffent la force du cœur lui-même , &
que , de l'autre côté, elles accroif-
fent ou diminuent la réfiftance des
arteres & des veines, on peut facilement conjecturer qu'elles font les

caufes de toutes les irrégularités qui troublent la circulation.

CHAPITRE II.

De la chaleur animale.

ON croyoit anciennement que la chaleur du corps humain lui étoit inhérente, & on lui donnoit pour cette raifon le nom de *chaleur innée.*

Mais les modernes ont rejetté cette maniere de s'exprimer : ils l'ont taxée d'être inintelligible, & toute la doctrine qui l'établit d'être peu philofophique. Ils ont entrepris d'expliquer d'une autre maniere la fource de la chaleur animale ; mais ils ont, à leur tour, échoué dans leurs tentatives. Les deux opinions les plus accréditées font, l'une, que cette chaleur provient d'une fermentation inteftine des fucs animaux, & l'autre, qu'elle eft engendrée par le frottement que les liquides effuient contre les parois des canaux qui les charient. Il ne faudra qu'un très-petit nombre de réflexions pour prouver que l'une & l'autre de ces opinions font erronées & infuffifantes pour rendre raifon du phénomene en queftion.

On entend généralement par fermentation inteftine ce mouvement qui agite les particules élémentaires de chaque fluide par l'attraction & la répulfion refpectives. Maintenant, fi dans le fang des animaux il y avoit fermentation, c'eft-à dire, qu'il y eut attraction & répulfion entre fes parties conftitutives, on devroit encore s'en appercevoir lorfqu'il eft hors du corps; ce qui cependant n'a pas lieu.

On a fuppofé que la caufe de ces attractions & de ces répulfions réfide dans les fluides mêmes, & que cependant la chaleur contribuoit à mettre en action cette caufe. Mais on n'a pas fait attention que dans cette fuppofition on défigne pour fource primitive de la chaleur animale, non pas les fluides qui reçoivent la chaleur extérieure, mais les solides qui la leur communiquent.

Paſſons à préſent aux arguments qui détruiſent la ſeconde opinion des modernes concernant le principe de la chaleur animale. Elle porte, comme nous l'avons dit, que c'eſt le frottement entre les ſolides & les fluides qui engendre cette chaleur :

1°. Quoique deux corps ſolides frottés avec force & célérité l'un contre l'autre s'échauffent ſouvent au point de prendre feu, il n'y a pas une ſeule expérience qui prouve que le frottement des liquides contre les ſolides excite la moindre chaleur. Il eſt même évident que la friction qui peut réſulter de leur action réciproque doit être très-peu de choſe, & qu'elle ne peut ſurpaſſer la force de cohéſion qu'ont entre elles les particules du fluide ; car ſi les liquides étoient frottés avec une force ſupérieure à cette cohéſion, la couche des liquides qui touche la parois du vaiſſeau, y adhéreroit & abandonneroit la colonne qu'elle enveloppe.

Cependant cette cohéfion qu'ont entre elles les particules d'un fluide, doit, par fa nature, être très-foible, &, par conféquent, le frottement dont elles font fufceptibles ne peut être que très-petit; l'expérience conftate en effet cette théorie, puifqu'on n'a jamais obfervé aucune marque de friction & encore moins de chaleur produite par le paffage de l'eau à travers les tuyaux de plomb, lors même qu'elle tombe de fort haut ou qu'elle s'éleve à une hauteur confidérable. Il y a plus, l'eau chargée de particules pierreufes plus propre que toute autre à conftater le frottement fuppofé, loin de dégrader la furface interne des tuyaux de plomb dans lefquels elle coule, dépofe, au contraire, la fubftance étrangere contre fes parois & forme des incruftations.

Ces confidérations n'ont pas empêché qu'on attribuât à la friction des liquides & des folides l'origine de la chaleur animale. En battant le beurre, a-t-on dit, on remarque que la crême s'échauffe dans le temps

qu'elle se change en beurre. J'obser-
verai ici en passant, que la crême
n'acquiert de chaleur qu'au moment
que le beurre cesse d'être liquide,
& que le fluide aqueux se sépare de
l'huile visqueuse (1).

Il seroit aisé d'entrer dans des détails plus circonstanciés relatifs à ce
fait, que nous n'avons fait qu'indi-
quer ; mais tel qu'il est, il s'accor-
de parfaitement avec notre systême,
& prouve évidemment que toute
chaleur engendrée par le frottement

---

(1) Expérience faite dans la province de Devon, par M. Quick, chanoine à Exeter, en 1776.
La crême a été mise dans la batte à beurre à
sept heures du matin ; le thermomètre, plongé
dans la crême, descendit peu à peu, & s'arrêta
enfin au 34e. degré. A 8 heures & demie passées, il
baissa encore de quatre degrés ; il faisoit très-
froid, & la crême ne parut pas prête à se convertir en beurre : la servante versa, selon l'usage
dans le temps froid, plus d'une pinte d'eau
chaude dans la crême : alors le thermomètre mar-
qua 38 degrés, & ne monta pas plus haut.

En moins de trois quarts d'heure la crême fut
changée en beurre, & l'esprit-de-vin monta à
42 degrés. Il faut observer que ce thermomètre étoit gradué, de maniere que le 32e. degré
marque le point de congelation.

des fluides doit être proportionnée au degré de leur tenacité.

Il s'enfuit de-là qu'en admettant même un certain degré de frotte-ment entre les folides & les liqui-des, le fang qui ne peut être fuf-ceptible que d'un très-foible degré de friction, ne pourra engendrer que peu ou point de chaleur. Cepen-dant fa chaleur excede quelquefois celle de l'athmofphere de plus de trente degrés ; & jamais elle n'eft moins proportionnée au degré de fa tenacité que dans les fievres putri-des où il eft dans un état de diffolu-tion, tandis que la chaleur eft fou-vent portée à un très-haut degré.

2°. La chaleur du fang dans les différents animaux n'eft pas en rai-fon de la vîteffe avec laquelle il cir-cule. Il y a beaucoup de poiffon, & d'amphibies qui, avec plus de fré-quence dans le pouls, & des vaif-feaux plus robuftes que ceux du che-val, ont le fang froid, tandis que ce-lui-là l'a chaud.

3°. Il y a des cas où la chaleur paroît s'accroître dans le temps que la circulation eſt interceptée , & dans l'endroit où le ſang eſt arrêté. L'érection du membre viril vient, à ce que l'on croit aſſez généralement, de ce que les veines en contraction s'oppoſent au paſſage du ſang ; cependant c'eſt alors même que la chaleur dans cette partie eſt la plus forte. La honte qui fait rougir , échauffe en même temps le viſage, quoiqu'on ne puiſſe pas douter que la circulation n'y ſoit alors rallentie. Haller , (phyſiologie vol. I. p. 130) rapporte un fait qui, s'il eſt vrai, confirme ſinguliérement cette opinion. Une perſonne , dit-il, en rougiſſant violemment, eut une veine rompue au front par une congeſtion ſubite du ſang.

4°. Si la chaleur du corps humain venoit du frottement réciproque des fluides & des ſolides , la circulation & la chaleur ſeroient des compagnes inſéparables ; c'eſt-à-dire, qu'il n'y auroit pas de circulation des liquides ſans chaleur, ni de chaleur ſans circulation. Toutefois deux très-célebres médecins aſſurent que le contraire de l'un & de l'autre se rencontre quelquefois.

Sydenham nous apprend que dans les paroxysmes hystériques, un froid glacial s'empare assez souvent de tout le corps, quoique le pouls ne subisse aucune altération (*pulsu nihilominùs recte se habente. p. 359.*)

De Haën fournit aussi un exemple du même phénomene qu'il a examiné & suivi très attentivement : *Manum ego, quique circumstant omnes, penitus frigidam & extenuatam percipimus ; sed simul deprehendimus robustum in carpo arteriæ pulsum, illi qui in altero brachio equalem, quin & arteriarum juxta digitos emaciatos sitarum pulsationem manifestam. Ratio medendi,* 198, *ed Lugd.* 1761. De l'autre côté, la chaleur peut se faire sentir dans le temps que la circulation paroît arrêtée dans la même partie. C'est encore le même de Haën qui nous apprend ce phénomene. *In altera historia,* dit-il, *sine sanguinis arteriosi perceptibili transfluxu pars post superatum frigus moleste calet.* Ce fait est étrangement outré par un autre auteur qui en donne les détails dans la partie suivante de son livre. (p. 347.)

Enfin, rapportons une observation qui servira de derniere preuve à ce que nous avançons. Un homme, au moment qu'il mourut, (*animam efflabat*), & sept minutes encore après, fit monter le thermometre au 97e. degré ; depuis cet instant & dans l'espace de 84 minutes, la chaleur se développa au point de faire monter le thermometre à 101 degrés ; il s'y soutint pendant un certain temps, & descendoit ensuite jusqu'au 83e. degré qui étoit la mesure de la chaleur, 25 heures après la mort de cet homme, dans une athmosphere de 60 degrés (*licet aër domesticus, eo tempore* 60 *gradum notaret*).

Si donc la chaleur animale ne provient ni d'aucun mouvement intestin des fluides, ni de la friction qu'ils essuient contre les parois des solides, il semble qu'il faut admettre qu'elle réside dans les solides, que toutefois elle n'y est pas engendrée, mais qu'elle y est inhérente : ce qui nous ramene à la vieille doctrine de la chaleur innée, (*calidum innatum*).

Reste à savoir quels sont les solides dans lesquels réside cette chaleur ? Est-ce les os, les tendons, les visceres, les nerfs, &c ? Cette question paroît, au premier coup-d'œil, difficile à décider, attendu que, selon les résultats des expériences faites à cet effet, tous les solides sont également chauds lorsqu'ils sont unis au corps & dans l'état naturel ; comme ils perdent tous cette chaleur aussi-tôt qu'ils en sont séparés. On pourroit donc supposer qu'aucune partie ne tient sa chaleur d'une autre, & qu'elles jouissent toutes d'une chaleur primitive également distribuée à chacune d'elles.

Cependant comme ce sujet est très-intéressant, voyons si nous trouverons quelques données qui facilitent nos recherches & les rendent fructueuses. Il y a telle partie qui étant blessée, comprimée ou autrement dérangée, augmente quelquefois la chaleur à un degré étonnant, & d'au-

trefois elle la diminue aussi évidemment.

D'où l'on peut conclure avec
vraisemblance que cette partie cons-
titue le siege de la chaleur, qu'elle
en regle les degrés, & que la chaleur animale ordinaire est une affection inséparablement unie avec son
état propre & naturel.

Je conçois que les nerfs doivent
être cette partie ; parce que la
douleur que nombre d'expériences
constatées prouvent n'être autre chose qu'une affection de ces organes,
est une des causes principales de
l'augmentation de la chaleur dans le
corps animal.

CHAPITRE III.

Des altérations des fluides opérées par l'irritation des nerfs.

Feu M. de Haller a démontré par des expériences répétées que l'irritation nerveuse a la force de corrompre les liquides. En liant, près des carotides, les nerfs de la huitieme paire d'un lapin, les aliments contenus dans l'eſtomac ont paſſé ſur le champ à la fermentation putride. (Exp. 182.)

Ce ſavant a trouvé auſſi qu'en appliquant une forte ligature aux nerfs d'une jambe d'un chat, il s'y établit tout autour une forte ſuppuration. La puanteur qu'exhala cet ulcere fut preſque inſupportable. (Exp. 183.)

Il ſerra à un autre lapin la huitieme paire des nerfs ; & la matiere contenue dans ſon eſtomac dégénéra en excrément.

Cette corruption des liquides caufée par une affection des nerfs, fe prouve encore par plufieurs faits qui ne fe préfentent que trop fouvent.

Une fracture du crâne, qui intéreffe la cervelle, produit des vomiffemens bilieux, ou de matieres puantes, corrompues. L'irritation des arteres caufée par la gravelle, celle d'une hernie étranglée a les mêmes fuites.

Perfonne, je crois, ne conteftera que le fon agit exclufivement fur le nerf auditif. Cependant Hildan a vu de fes propres yeux vomir fubitement des aliments cruds & indigeftes à un homme aux oreilles duquel on venoit de décharger un moufquet : cette obfervation femble prouver inconteftablement le changement que l'affection nerveufe produit dans nos fucs.

Les Ephémerides d'Allemagne, année 1696, font mention d'un homme fur lequel la mufique inftrumentale de quelque genre qu'elle fut eut le même effet.

Le fait fuivant mérite d'être pefé

attentivement. Il étoit entré dans les poûmons d'un jeune garçon un copeau de plume à écrire en forme d'une branche de fourche , depuis ce moment il fut fujet à des accès de chaleur fébrile fuivis d'évacuations d'un fang figé, collant. Cet état dura plus d'un an , & ne finit que lorfque le garçon eût rendu la caufe irritante.

Le corps humain n'eft pas expofé à des exhalaifons putrides , à moins que les fucs n'aient fouffert un changement confidérable.

Hildan (Cent. II. Obf. 26.) parle d'un homme qui ayant reçu un coup violent fur le derriere du cou, exhala fur le champ de tout fon corps une puanteur abominable. Cet homme, comme le favant auteur a eu foin de le remarquer, avoit été avant le coup d'une très-bonne conftitution : *optimo corporis habitu præditus.*

On conviendra encore fans peine que les effets, quels qu'ils foient, qui proviennent de la colere, de la crainte ou de quelque autre paffion , font opérés par le moyen des nerfs. Il est notoire, & même il est passé en proverbe que la crainte relâche le ventre, vraisemblablement en rendant les excréments plus liquides, plus âcres, plus irritants.

D'un autre côté, la colere semble rendre les sucs venimeux. La morsure d'un animal en colere est très-difficile à guérir (1); elle a même souvent des suites funestes (2).

La plus légere émotion excitée dans une nourrice par la surprise, la crainte ou la colere suffit pour donner un mauvais goût à son lait, & le rend très-nuisible au nourrisson (3).

Parmi plusieurs phénomenes curieux qui se passent dans le sang tiré de la veine, l'un des plus remarquables, est que la premiere & quelquefois la seconde palette se couvrent d'une couënne inflammatoire, qui ne se forme plus sur les

____

(1) Hildan. Cent. V. Obs. 75. (2) Hildan. Cent. I. Obs. 85 (3) Ephem. Nat. cur. dec. II. vol. 9. p. 70. III vol. 9 & 10 p. 298. Dec. IV. vol. I & II. p. 176.

autres palettes. On a cru, pendant très-long-temps, que cette couënne n'étoit due qu'à la vélocité avec laquelle le fang jaillit d'abord; mais l'ingénieux M. Hewfon a obfervé cette différence entre les premieres & les fecondes palettes, quoique la vélocité avec laquelle le fang s'élançoit de la veine a été la même, ou du moins qu'elle avoit diminué fi peu, qu'il ne s'apperçut d'aucune différence. Cet exact obfervateur penfe donc que les propriétés mêmes du fang font changées au moment qu'il fort de la veine. Ce changement, s'il a lieu, fuppofe évidemment l'action d'une troifieme puiffance : car il ne feroit pas moins ridicule de l'attribuer à la feule diminution de la quantité du fang, que fi l'on vouloit prétendre qu'après avoir verfé d'une bouteille un verre d'eau-de-vie, le refte tourneroit en cydre. Mais en admettant conformément à tant d'autres phénomenes qui rendent cette hypothefe probable, que l'état des fluides dépend de l'influence des nerfs,

on conçoit aifément que l'évacua-
tion des premiere & deuxieme palettes de fang peut avoir tellement
abbattu l'irritation fébrile que la troifieme, quoique tirée en même temps,
s'approche davantage de la condi-
tion d'un fang naturel & en préfente
les apparences.

CHAPITRE IV.

*L'hydropifie eft produite par des affec-
tions nerveufes.*

IL paroîtra peut-être ridicule aux
perfonnes prévenues qu'on ofe avancer que l'hydropifie provient d'un dérangement du fyftême nerveux, &
non pas d'un vice des fluides ou de
la rupture des vaiffeaux lymphatiques.

Cependant fi l'on confidere que
l'hydropifie, dans plufieurs cas, n'eft
pas un dérangement primitif, mais
feulement confécutif & dérivé de

quelque autre affection, telles que les fievres & les obftru
ctions des vifceres , qui ne font autre chofe qu'un endurciffement de ces parties, fuivi de plus ou moins de douleur , & qu'on peut prouver que cette affection primitive eft dans les nerfs ; il fera aifé de conclure que le vice qui caufe l'hydropifie réfide auffi dans ces organes.

Si les nerfs font le feul fiege de la douleur , s'ils font la caufe de l'augmentation de la chaleur animale , il eft très-probable que la corruption des fluides eft le produit de quelque puiffante irritation qui aura déterminé des fievres , des coliques , des dyffenteries , des obftructions, des vifceres , ou tout autre dérangement dont l'hydropifie tire fon origine. On peut connoître aux tumeurs indolentes qui affligent les goutteux , que l'hydropifie provient d'une irritation long-temps continuée.

Il eft évident que dans ce cas ci les nerfs fouffrent principalement & les premiers , que les douleurs pendant l'accès & lors des retours de la goutte les épuisent, que la foiblesse qui reste après chaque paroxysme, & qui est une suite de l'irritation fréquente & soutenue, est la cause de l'hydropisie qui survient quelquefois à ces malades.

L'épanchement des eaux qui provient d'une ivresse habituelle prouve encore plus clairement qu'il tire son origine des impressions nuisibles portées sur les nerfs : car ce n'est que sur ces organes qu'agit la puissance destructive des liqueurs spiritueuses. Ces liqueurs ne corrodent pas les solides, parce que plus elles sont fortes, mieux elles conservent les chairs des animaux morts : elles ne désunissent pas les parties constitutives des fluides, au contraire, elles les resserrent, & forment un mêlange homogene du sang, du lait, de l'urine, de la bile, &c. Mais elles irritent toutes les parties sensibles ; elles occasionnent une douleur très-vive lorsqu'on les applique sur des excoriations, & elles cuisent à la langue & au palais qui ne sont pas endurcies par leur usage, ou qui sont attendris par maladie. Leur effet le plus marqué est sur le cerveau, ce principe universel des nerfs. Il seroit inutile de s'appesantir sur les dérangements qu'elles causent à la vue, la vivacité qu'elles donnent à l'imagination, la violence qu'elles communiquent aux passions, en particulier sur ces impressions fâcheuses qui dérangent la puissance établie pour régler & diriger l'action des muscles, en sorte que tout l'équilibre de l'économie animale est par là détruit.

Ces effets sont ordinairement accompagnés de sommeil, de foiblesse, de langueur, & si l'habitude de faire abus des liqueurs spiritueuses est enracinée, ces accidents deviennent à la fin si incommodes & si insupportables, qu'il ne reste d'autre partie à prendre à l'ivrogne que de recourir de nouveau aux mêmes liqueurs. Ce moyen calme pour un moment le trouble qui l'agite, le tremblement, suite de l'ivrognerie, s'arrête, & toutes les sensations penibles sont effacées pour un peu de temps. Cependant le remede est pire

que le mal. L'irritation fi fouvent
renouvellée épuife la force des nerfs,
& cet épuifement entraîne l'épanchement de l'eau dans toutes les cavités du corps.

Il y a peu de plantes qui aient
une action plus marquée fur les nerfs
que la ciguë; comme il eft aifé d'en
juger par le vertige qu'elle occa-
fionne.

J'ai eu le bonheur de voir une
hydropifie à la fuite du vertige caufé
par une forte dofe de ce végétal.
Un invalide avoit mangé, par mé-
garde, une falade très-copieufe de
ciguë crue & fans apprêt. Il éprouva
d'abord les fymptômes ordinaires,
c'eft-à-dire un violent vertige, &
une douleur aiguë dans les yeux. Le
vertige ne fe fut pas plutòt diffipé
que fon ventre & fes jambes s'en-
flerent, & qu'il eut tous les fymptômes d'hydropifie. Il fut néanmoins
guéri radicalement & en peu de
temps par les poudres du docteur
Dovar. Une circonftance finguliere
que l'on remarqua pendant l'ufage
de ces poudres, fut que toutes les
fois

fois que le malade en avaloit une prife, il fentit un picottement & des tiraillements dans les parties où l'eau s'étoit ramaffée.

Si, après cet examen de plufieurs caufes de l'hydropifie, nous tournons nos regards fur les fymptômes qui l'accompagnent, nous trouverons également des indices très-forts qui annoncent que les nerfs font effentiellement affectés dans cette maladie. Ce n'eft qu'en conféquence de cette hypothefe que nous pouvons expliquer, en quelque façon, les métaftafes qui arrivent fi fouvent & qui fe font d'un endroit à l'autre (1) comme de la poitrine aux cuiffes, &c. Si l'on prétend que l'hydropifie eft un épanchement caufée par la rupture des vaiffeaux lymphatiques, d'où vient que cet épanchement fe fait alternativement dans des endroits fi éloignés ? Faut-t-il de toute néceffité que, parce que les vaiffeaux

---

(1) *Acta phyfico-med. nat. Cur.* vol. 4. p. 403. *Lind on the Scurvy.* p. 530.

C

lymphatiques ſe referment dans un endroit, il s'en déchire des autres ailleurs ? Suppoſons même qu'il y ait pléthôre dans ces vaiſſeaux, la nature n'a-t-elle pas d'autres moyens de s'en débarraſſer que la rupture de ces canaux ? L'anatomie ne ſuggere pas cette idée (1), & il n'y a pas d'obſervation qui conſtate cette prétendue déchirure dans les hydropiſies. Il eſt, au contraire, bien naturel de croire qu'une maladie qui change ſi rapidement de place, dépende principalement des nerfs ſi elle n'eſt pas purement nerveuſe.

Perſonne ne conteſtera que l'hydropiſie ſe joint aux affections nerveuſes ou comme cauſe ou comme effet. Lorſqu'elle eſt fort avancée elle cauſe de grandes douleurs dans les téguments des jambes auſſi-bien qu'au bas-ventre. Elle eſt ſouvent accompagnée d'une douleur fixe & profonde dans les membres. Elle amene

---

(2) Le célebre D. Hunter a prouvé la vérité de cette aſſertion.

la fievre avec toutes ſes ſuites ordinaires, la ſoif, la rareté des urines, &c. , &c. Symptômes qui tous ſont très-aiſés à expliquer en adoptant la doctrine que je viens d'établir relativement à l'état morbifique des nerfs. Si néanmoins, malgré tout ce que nous avons dit, le lecteur reſte encore dans le doute, il ſera du moins obligé de convenir que la goutte-ſereine & l'épilepſie ſont des maladies nerveuſes, & dès-lors il ne pourra plus nier que l'hydropiſie eſt ſouvent combinée avec des accidents nerveux, attendu que l'une & l'autre de ces maladies ſe ſont rencontrées avec elle. Il y a dans les Actes des curieux de la nature deux exemples d'hydropiſie compliquée d'épilepſie, & le ſçavant Hildan rapporte une obſervation remarquable ſur un homme de 30 ans, très-robuſte & d'un tempéramment ſanguin qui tomba dans la leucophlegmatie, & ſouffrit quelque temps après une obſtruction totale du nerf optique (1).

---

(1) Cont. I. p. 50.

Mais la plus forte preuve qu'il ſoit poſſible de donner de ce que l'hydropiſie provient des nerfs, eſt qu'elle produit des maladies nerveuſes auſſi-bien qu'elle leur doit ſa naiſſance ; que l'une de ces affections ceſſe incontinent tandis que l'autre commence.

Hippocrate a remarqué plus d'une fois que l'hydropiſie fait naître des maladies nerveuſes, & il a établi comme prognoſtic que l'épilepſie qui ſurvient à l'hydropiſie eſt mortelle. Duret, médecin d'une expérience conſommée & commentateur d'Hippocrate, a confirmé cette prédiction.

Morgagni, auteur exact & très-eſtimé, a donné une obſervation ſur une hydropiſie accompagnée de folie (1). Cette complication n'eut point de ſuites fâcheuſes. Le malade recouvra la ſanté & la raiſon.

J'ai vu moi-même deux malades, qui, après la diſparition de l'hydro-

____

(1) *De cauſis & ſedibus morborum*, vol. I. p. 57.

pifie , furent attaqués de délire , &
moururent quelques jours après.

Il eſt clair que dans les deux derniers cas , le principe du mal étoit
indépendant de l'épanchement , &
que la maladie n'affeƈtoit pas excluſivement les fluides. Il eſt encore évident que le mal a eu à la fin ſon ſiege
au cerveau , & qu'il paroît naturel
après cela de conclure que la maladie
dans ſon origine a été dans les nerfs ,
qui ne ſont autre choſe que des pro-
longations ou des branches de cet
organe.

Voyons maintenant les preuves
qui conſtatent que les maladies nerveuſes ſe terminent & changent en
hydropiſie. Hippocrate a déclaré dans
un de ſes aphoriſmes que l'on doit
regarder comme d'un bon augure
l'hydropiſie qui ſurvient à la fclie.
Il conſtoit donc déjà par l'expérience que ce changement arrivoit ,
& qu'il étoit avantageux.

Gullman (*Aƈta phyſ. med.*, *vol.* I ,
p. 4), rapporte le cas d'un enfant at-
taqué de convulſions qui tomba dans
une hydropiſie générale auſſi - tôt

qu'elles cefferent. J'ai été appellé auprès d'un malade qui se plaignit de vertige : il lui survint une enflure hydropique aux jambes aussi-tôt que cet accident fut diffipé.

L'hydropifie étoit, fans contredit, dans ce cas-ci, la fuite d'une difpofition vicieufe des nerfs ; & fi l'on eft obligé d'admettre cette caufe dans certains cas, pourquoi voudroit-on la rejetter dans tous les autres ? Que l'on produife donc les raifons d'exclufion, ou que l'on fe rende à l'évidence.

Parmi les différentes méthodes curatives recommandées contre l'hydropifie, il y en a quelques-unes qui femblent exclufivement intéreffer les nerfs. Sennert, Riviere, & prefque tous les anciens parlent avec confiance de l'efficacité des cataplafmes, emplâtres & onguents dans cette maladie. En Efpagne, les cataplafmes font très en ufage contre l'hydropifie, comme on peut le voir par la pharmacopée nouvelle : voyez auffi Harris. L. 11, Obf. 3.

Quant aux onguents & aux lini-

(55)

ments, le docteur Oliver de Bath
a rapporté le cas d'une afcite, qui,
après avoir réfifté à plufieurs remedes, fut guérie en frottant l'abdomen
d'huile-vierge. Cette méthode a été
adoptée depuis par le docteur Lind.

On a encore trouvé que l'opium étoit
très-efficace. Mais comment peut-
on expliquer l'action de ce remede,
fi-non en fuppofant que l'hydropifie a
fa fource dans un état vicié des nerfs ?

Malgré tout ce que je viens de
dire, je ne me flatte pas d'avoir entiérement détruit la prévention où
l'on eft, que l'eau ramaffée dans les
cavités du corps eft la caufe de tous
les fymptômes qui fe développent en
même temps. L'hydropifie a une certaine conformité avec les abcès ; &
qui eft-ce qui voudroit prétendre que
le pus qui s'y forme eft la véritable
caufe de l'apoftême. Montanus, médecin du feizieme fiecle, a déjà re-
connu cette analogie. Voici comme
il s'exprime : *Eft ergo hydrops abf-*
ceffus quidam qui in qualibet parte cor-
poris accidere poteft, præcipuè tamen
in abdomine. (Confil. 263, édit. Bafil.

1738 , citée par Schenck , vol. I , p. 803). Tout le monde fçait que les abcès fe forment à la fuite des contufions , des piquures , de l'irritation caufée par quelque corps étranger retenu dans le corps , & que la formation du pus eft précédée de douleur qui fe communique prefque à tout le corps ; de tenfion , de palpitation , &c., dans la partie affeétée. Maintenant , en renonçant à tout préjugé , quelle différence réelle trouve-t-on entre l'hydropifie & l'abcès ? & qu'elle raifon peut-on donner pour nier que l'hydropifie eft un amas de férofité produite par une affeétion morbifique des nerfs , comme l'abcès eft un amas de pus formé également par une affeétion morbifique de ces organes ?

CHAPITRE V.

Toutes les maladies tirent probable-
ment leur origine de celles des
nerfs.

S'IL eſt probable que les nerfs peuvent embarraſſer & déranger la circulation , augmenter la chaleur animale , altérer la nature & les propriétés des fluides , enfin produire l'hydropiſie , on peut, je crois, conclure que tous les dérangemens & toutes les maladies ſont produites par ces organes , & ne ſont en effet que des affections des nerfs.

Les réflexions ſuivantes rendront ce ſentiment encore plus probable.

1°. On admet preſque généralement que l'obſtruction , qui paſſe pour cauſe premiere de toutes les maladies nerveuſes eſt abſolument diſproportionnée à ſon effet. Et, à la vérité, il y a tout lieu de croire que, quoiqu'elle puiſſe être un symp-tôme de pluſieurs maladies, elle n'eſt la cauſe d'aucune. Une ligature faite à un vaiſſeau ſanguin, ne produit aucun mauvais effet, & encore moins une maladie funeſte (1); cependant il faut l'avouer que c'eſt là le plus fort degré concevable d'obſtruction.

Il n'y a pas non plus de raiſon preſſante pour admettre la ſuppoſition, que le principe de toutes les maladies qui affectent nos corps, conſiſte dans un miaſme ſeptique. Il eſt vrai qu'il paroît que pluſieurs médecins ont eu cette opinion, mais aucun d'eux n'a encore entrepris d'en faire la baſe de ſa théorie. L'expérience conſtate même que pluſieurs ſubſtances qui préviennent ou corrigent la putréfaction, ſont très-déleteres au corps humain. Il y a peu de cauſes de deſtruction qui aient fait

______

(1) *Morgagni epiſt. anat.* 13. *ſect.* 30. Haller, *phyſiol.* vol. I. pag. 116. Van-Swieten, *in Boerh.*

tant de ravages que les liqueurs fpi-
ritueufes : elles font néanmoins de la
claffe des plus puiffants antifeptiques.
Les fels de toute efpece confervent la
fermeté des corps morts , tandis qu'ils
produifent un effet directement contraire fur ceux qui font vivants. Le
petit nombre d'hommes qui en ont
fait ufage avec excès , a péri par
des hémorrhagies abondantes , fuite
de l'attenuation & de la corruption
des liquides caufées par l'irritation
continuelle que cet abus a fait naître (1). Le quinquina & les amers
ne font pas toujours falutaires. On
a vu des atrophies incurables furve-
nir à l'ufage immoderé des acides
végétaux , & fur-tout du vinaigre.
De plus , qui eft-ce qui ne connoît
pas les effets du froid , qui par fes
impreffions a peut-être détruit plus
d'hommes que la guerre , la pefte &
la famine enfemble , quoiqu'il n'inf-

---

(1) *Acta Hafniens.* vol. I. p. 208 , Ephem.
nat. cur. Décad. II. vol. p. 214. D. Lavington,
Phil. Traaf. vol. 55. p. 6.

pire pas la même terreur ? Cependant le froid eft l'antiſeptique le plus puiſſant ; & ce qui mérite d'être remarqué, c'eſt que plus il agit en cette qualité, plus il devient funeſte à la ſanté & à la vie des hommes. Enfin, il ne faut pas oublier que l'air fixe qui corrige ſur le champ la corruption commençante de chairs eſt également remarquable par ſa propriété déletere.

D'un autre côté, les choſes qui favoriſent le plus les progrès de la putréfaction, conſervent & rétabliſſent très-ſouvent la ſanté. Qu'y a-t-il, par exemple, qui hâte plus la fermentation putride que la chaleur réunie à l'humidité ? Cependant les bains chauds ſont un remede très-efficace contre pluſieurs maladies, particuliérement les rhumatiſmes, que le froid, ce principe antiſeptique, produit ſi ſouvent. Les vapeurs tiedes reçues dans la bouche, ou les liqueurs de même nature bues au commencement d'un rhume produiſent également de bons effets ; ce qui prouve que ſi un homme à paradoxes ſe met-

toit en tête de foutenir que les antifeptiques font des caufes de maladies,
& que la putréfaction eft un moyen
curatif, il pourroit citer en faveur
de fa doctrine, des raifons tout auffi
fpécieufes que celles qu'on pourroit
avancer pour établir l'opinion contraire.

Les fubftances en putréfaction ne
font pas même fi déleteres à la vie
animale qu'elles devroient l'être fi
le principe en queftion étoit fondé.
La corneille fait fes délices des nour-
ritures corrompues ; & le chien s'en
repaît fans inconvénient & avec plai-
fir. Le célebre Haller rapporte dans fa
phyfiologie (vol. VI. , p. 190 , note
premiere.) d'après Ovington, que les
habitants de Mafcata nourriffent leur
bétail exclufivement avec du poiffon
putrifié. Il n'y a pas long-temps, dit
M. Curtis , (Tranf. phil. , vol. LXIV.
p. 383) que les Efquimaux ont re-
noncé à l'ufage de manger tous leurs
aliments cruds & même pourris. Cependant, à l'exception de ces derniers, tous les animaux en queftion
convertiffent ces fucs putrides fans

aide d'aucun correctif tiré des végétaux, fermentants en leur propre fubftance ; & , autant qu'il a été poffible
de s'en affurer , ce changement s'o-
pere fans trouble & fans déranger
en rien l'économie animale.

2°. Les caufes externes auxquel-
les on attribue généralement, & je
crois, avec raifon, le plus grand
nombre de maladies, font évidemment de nature à porter leurs premieres impreffions fur les nerfs.

Ainfi les fievres contagieufes,
cette claffe nombreufe de maladies,
font la plupart du temps produites
par les émanations des corps malades , qui s'introduifent dans les na-
rines & l'eftomac des corps fains.
Ces émanations font communément
défagréables aux nerfs de ces parties, comme cela fe prouve par leur
odeur dégoûtante & les naufées
qu'elles excitent. Cependant leurs
principes font fi déliés , qu'ils échap-
pent également à la vue & au taƈt,
& que, par conféquent, ils ne font
pas capables de fervir d'obftacle méchanique à la circulation des fluides.

Quelquefois la contagion se communique au moyen des vêtements infectés; & dans ces cas, il est évident que les filaments des nerfs cutanés en sont les premiers affectés. On suppose que le froid cause les mauvais effets qu'il produit quelquefois, en arrêtant la transpiration : & cependant on fait usage sans aucune suite fâcheuse d'onguent & d'emplâtres dont on convient généralement qu'ils retiennent l'humeur transpirable. On a encore prétendu que le froid coagule les liqueurs : je me suis néanmoins assuré que les fievres qui y surviennent ne présentent pas toujours de signes de coagulation. Il s'ensuit de là que les mauvais effets que le froid produit sont très-probablement le résultat de son action sur les nerfs que tout le monde sait être directs & très-sensible.

Nous savons aussi que le vin agit immédiatement sur les nerfs, non-seulement par la sensation stimulante qu'il imprime, mais encore parce qu'il ranime les forces bien plus promptement que le chyle, élaboré dans les inteſtins, ne peut être abſorbé par les vaiſſeaux laƈtés, paſſer par le conduit thoracique, & être porté dans le ſang.

3.º. Il ne paroît pas que les déſordres cauſés par les poiſons viennent de l'aƈtion de ces ſubſtances ſur les liquides, de leur mêlange avec ceux-ci, & de leur abord commun dans les différentes parties du corps : au contraire, il ſemble qu'il faut les attribuer à l'irritation & aux léſions des nerfs qui précedent toute eſpece d'altération dans les liquides. En preuve de cela, nous pouvons obſerver que les effets des poiſons ſont en quelques rencontres trop vifs, & dans d'autres trop lents pour qu'on puiſſe en rendre raiſon au moyen de la circulation des fluides.

Il faut comprendre parmi les poiſons de la premiere claſſe, l'eau des ceriſes ou de noyeau cohobée, qui tue dans un inſtant ; le poiſon avec lequel les Indiens empoiſonnent leurs fleches, & qui eſt égale-

ment prompt ; l'air putride, cor-
rompu, dégagé des fubftances in-
flammables ou de celles qui pourrif-
fent. L'odeur du mufc même, s'il n'eft
pas abfolument mortel , a fouvent
caufé des convulfions.

Je crois qu'il faut claffer parmi
les poifons dont l'action eft trop
lente pour dépendre de leur circulation avec les liquides, celui de la
vipere, qui, à la vérité, caufe pref-
qu'à l'inftant de grandes douleurs &
de l'enflure à la partie affectée p. e.
le doigt, mais qui agit enfuite avec
affez de lenteur pour qu'il faille peut-
être une heure ou deux aux progrès ultérieurs de l'enflure au poi-
gnet, & de là fucceffivement à l'a-
vant-bras, le coude, le bras, l'épaule,
&c., au lieu que fi l'action de ce
venin portoit fur les liquides, foit
fang, foit lymphe, fes effets de-
voient être communiqués par ces
fluides en beaucoup moins de temps
à toutes les parties du corps.

En deuxieme lieu, le virus vénérien ne produit d'abord qu'un mal
local, d'où l'on peut conclure qu'il

affecte les nerfs exclusivement : car ,
si par son action il vicioit les fluides
de quelque espece qu'ils soient , il
seroit promptement répandu dans
tout le corps au moyen des vaisseaux
sanguins ou lymphatiques , & il n'y
auroit presque pas d'accident vénérien simplement local. Le virus de
la rage est bien souvent encore plus
lent dans ses effets : on dit qu'il reste
quelquefois des années entieres sans
développer sa virulence (1). L'ino-
culation offre une quatrieme preuve
également décisive. Le temps qui
s'écoule entre la communication du
virus & le développement de la
maladie est bien plus que suffisant
pour le faire charrier aux parties les
plus éloignées & dans les vaisseaux
les plus fins du corps.

Or , si les nerfs sont en état de
produire presque tous les symptomes
des maladies , si les autres causes sup-
posées sont évidemment insuffisantes

(1) Schenck. L. VII. 54. Ephem. nat. Cur.
Dec. 3. vol. VI. p. 266.

pour cela ; fi dans plufieurs cas la premiere impreffion fe fait indubitablement fur les nerfs ; fi toutes les fois que l'on connoît pofitivement la caufe nuifible, (ce qui n'a lieu que relativement aux poifons), on voit clairement que fes effets fe portent principalement fur les nerfs ; il en réfulte une très-grande probabilité en faveur du fentiment qui établit que les nerfs font le fujet de toutes les maladies quelconques.

CHAPITRE VI.

De la probabilité que les médicaments qui guériffent les maladies agiffent exclufivement au moyen des nerfs.

LES remedes reçus dans l'eftomac ne peuvent agir que de l'une ou l'autre des manieres fuivantes : c'eft-à-dire, où ils agiffent immédiatement ſur les nerfs, ou ils portent leur action ſur les liquides après être incorporés avec eux au moyen de la digeſtion. Peut-être qu'il faudra admettre l'une & l'autre ſans donner l'excluſion à aucune.

En ſuppoſant qu'il faille que la digeſtion incorpore préalablement les médicaments dans les liqueurs animales, leurs effets ne s'appercevront que lorſqu'au moyen de la circulation, ils ſeront portés au contact immédiat avec les nerfs ; & ces points de contacts n'en ſeront que plus nombreux, attendu qu'ainſi diviſés & entraînés dans le torrent des humeurs, la circulation applique à la fin les éléments médicamenteux aux différents points nerveux.

De l'autre côté, on voit tous les jours des médicaments internes dont l'uſage indique clairement que leur principale action ſe porte ſur les nerfs. Qui entreprendra d'expliquer d'une autre maniere les effets qu'operent journellement certaines drogues, telles que l'antimoine & le mercure, quoiqu'on les donne à très-petites doſes ? Un quart de grain de tartre émétique, qui contient une moitié de ſafran d'antimoine, ſuffit pour produire des changemens ſouvent étonnants chez les malades attaqués de fievre inflammatoire.

Douze grains de ſublimé-corroſif diviſés en doſes d'un quart de grain chacune, ſuffiſent généralement pour guérir la maladie vénérienne la mieux conditionnée; cependant la quantité de mercure qui entre dans la compoſition de ces douze grains ne peut pas être au delà de huit grains. Les gouttes blanches du Sr. Ward, ſi connues pour avoir fait des cures miraculeuſes, contiennent du mercure (qui eſt le ſeul ingrédient auquel on reconnoît des qualités véritablement efficaces contre cette maladie), mais en ſi petite quantité qu'il y en a à peine un quart de grain par doſe. Et d'après quels principes pourrions-nous expliquer l'efficacité d'une doſe ſi peu conſidérable, ſi nous n'établiſſons pas qu'elle opere ſes effets au moyen du ſtimulus qui agit ſur la partie ſenſible des nerfs.

On a remarqué encore que les médicaments qui, dans le commencement, procurent un soulagement considérable aux malades, perdent, en les continuant, peu-à-peu leurs vertus, & deviennent absolument inertes. Or, si leur efficacité dépendoit de quelque changement produit dans les fluides, au lieu de diminuer, elle devroit aller en augmentant, à mesure qu'on réitere ces remedes ; de la même maniere que chaque goutte d'acide ajouté à un alkali l'amene de plus en plus vers l'état d'un sel neutre. Supposons à présent que les remedes agissent principalement sur les nerfs, & nous concevrons facilement que l'effet du stimulus doit être plus fort dans le commencement, & que, peu-à-peu, il doit perdre de son énergie à mesure que l'habitude rend le nerf calleux ou insensible.

Il y a néanmoins plusieurs cas où l'on peut dire positivement que la guérison de la maladie résulte de quelque changement dans les nerfs. Cela a lieu dans les personnes que le feul changement d'air foulage. On a vu réuffir ce moyen dans les atrophies & les indigeftions opiniâtres. Il y a même des exemples multipliés qu'il a guéri des ulceres qui avoient réfifté à tout autre remede (1).

Beaucoup de maladies ont été guéries par la mufique : c'eft une vérité atteftée par un grand nombre d'auteurs cités par M. de Haller, (Phyfiol. vol. V. p. 305), & que je n'ai pu me procurer. Je ne ferai donc mention que des deux faits fuivants : le premier eft un vertige guéri plufieurs fois par le fon d'une trompette, qu'on lit dans les *Acta phyfico-medica*, (vol. I. p. 88.); & le fecond, qui eft rapporté très-en détail dans les Ephémerides d'Allemagne (Dec. III. vol. 9 & 10. p. 41) concerne une jeune dame dangereufement malade d'une fievre maligne à qui un concert exécuté dans fa chambre a rendu la fanté.

On fait affez généralement que

---

(1) Voy. *Acta Hafn.* vol. III. p. 76.

l'éther vitriolique appliqué extérieurement diſſipe les maux de tête & d'autres douleurs aiguës. Le vinaigre employé à l'extérieur eſt de tous les réſolutifs connus, le plus efficace dans les inflammations légeres & les fluxions. Les emplâtres ſtomachiques ont autant d'efficacité pour fortifier l'eſtomac que les emplâtres céphaliques pour remédier aux vertiges & autres affections de cette nature. Les emplâtres chauds de quelque eſpece qu'ils ſoient, enlevent promptement les douleurs cauſées par les vents & les autres douleurs aiguës. J'ai l'expérience pour garant de ce que j'avance ici.

Les accès hyſtériques ſont ſouvent diſſipés par les émanations pénétrantes des plumes brûlées, de la matricaire, de l'aſſa-fétida qui frappent le nerf olfactif. Trallien rapporte dans ſon premier livre pluſieurs exemples d'épilepſie guérie par l'odeur de la rhue. On lit dans les Epémerides d'Allemagne une obſervation ſur une hémiplegie diſſipée par du fumier de porc appliqué au nez

du

du malade. Ce topique porta une telle irritation au cerveau de l'hémiplégique qu'il s'éveilla en furfaut, & dès ce moment, le fentiment du côté affecté fut rétabli. On trouve enfin dans ce même recueil plufieurs cas de fievres tierces enlevées par l'odeur d'une graiffe à peu près femblable au vieux oing dont on fe fert pour graiffer les roues des voitures. (Dec. III. vol. II. p. 120.) Plufieurs de ces faits prouvent inconteftablement que les remedes agiffent au moyen des nerfs, & que même ceux qu'on prend intérieurement produifent leurs effets par le fecours de ces organes.

On peut voir par-là combien il eft imprudent à quelques modernes de nier ou de négliger l'efficacité des emplâtres, des fomentations, des embrocations & autres applications externes, dont autrefois on faifoit un fi grand ufage ; enfin, prefque de toutes qui ne peuvent fe convertir en liquides ou entrer *totâ fubftantiâ* dans la maffe des humeurs : ce qui a été caufe que dans plufieurs

cas les malades ont été privés de
secours très-actifs, que le médecin
a perdu l'occasion d'acquérir de
la réputation, & que les ignorants
ont eu de l'avantage sur lui, en ce
qu'ignorant des théories spéculatives
des savants, ils ne se sont pas laissé
égarer par elles, & qu'ils ont suivi
fidellement l'expérience qui est, sans
contredit, un guide plus assuré que
tous les raisonnements théoretiques
quelconques.

CHAPITRE VII.

*Confirmation de la doctrine précé-
dente, tirée des phénomenes que
présentent les causes intellectuelles.*

LA doctrine que les maladies se
forment & se détruisent par le moyen
des nerfs, acquerra un nouveau degré de certitude, si l'on montre
qu'elles peuvent être produites &
emportées par des causes intellec-

tuelles, dont l'action immédiate ne peut intéresser que le système nerveux. Car quoiqu'on ne puisse pas assurer que les causes matérielles agissent de la même maniere que les causes intellectuelles, on ne peut pas moins conclure de la maniere d'agir de celles-ci à la possibilité que les autres agissent de même.

Pour donner plus de poids à cette assertion, il sera à propos avant d'aller plus loin, d'observer que le stimulus matériel, ainsi que le stimulus intellectuel, paroissent s'équivaloir dans l'économie animale. Le rire est également produit par des idées burlesques & par un chatouillement agréable des nerfs cutanés qui sont dans un état de grande sensibilité comme dans les enfants. Les femmes hystériques rendent une urine très-limpide toutes les fois qu'elles essuient quelque altération ; d'autres font dans ce cas, après avoir bu abondamment d'une liqueur acidule. Mais rien ne place dans un plus grand jour cette conformité d'effets des stimulus matériel & intellectuel que l'érection du pénis, qui, quelquefois est opérée par l'amour ou des idées lascives, & d'autrefois par l'action du virus vénérien, des sels acrimonieux, des cantharides, par la faim canine (1), par une purgation, par l'exercice du cheval, par l'abondance des sucs nutritifs, riches en subftance fpermatique, & enfin dans le cas qui a déjà été rapporté, par le dérangement dans la moëlle épiniere furvenu à la fuite d'une chûte violente fur les feffes (2).

Les caufes intellectuelles font auffi ceffer l'impreffion des ftimulus matériels : on a vu nombre d'ivrognes devenir raifonnables tout-à-coup par l'effet d'une grande peur (3), & tout le monde pourra fe rappeller des exemples de maux de dents qui ont difparu auffi-tôt que le dentifte s'eft mis en devoir de vouloir arracher la

---

(1) *Cœlius Aurelianus.*
(2) Ephem. Nat. Cur. Dec. II. vol. X; pag. 230.
(3) Ephem. Nat. Cur. Dec. I. vol. II; pag. 318.

dent douloureufe. Il ne paroîtra donc pas étonnant que les maladies aiguës & chroniques puiffent être caufées & guéries quelquefois par les paffions de l'ame (1) : ainfi la mélancolie foutenue & le dégoût affoibliffent la digeftion & épuifent le corps autant qu'une maladie. D'un autre côté, la fatisfaction extérieure eft le reftaurant le plus actif dans plufieurs circonftances. Les accès épileptiques font quelquefois réveillés par les affections des extrêmités, d'autrefois auffi par la frayeur & la furprife.

Il n'eft pas plus certain qu'un excès de vin produit la fievre, qu'il n'eft que la colere puiffe la donner. Une impreffion violente de frayeur, de douleur ou de joie a enlevé plus d'une perfonne, & avec la même promptitude que le coup le plus violent appliqué fur la tête. Si la mort n'en eft pas la fuite, il en réfulte des douleurs aiguës, qui excitent le vo-

---

(1) Hildan. Cent. I. Obf. 18. vol. V. Obf. 72. Schenck, L. III. pag. 2, Obf. 56.

miſſement & ébranlent tout le cerveau.

Cependant la frayeur, quoique due à l'averſion naturelle qu'on a pour les ſouffrances, n'eſt pas toujours ſuivie des mêmes effets, & ſi elle tue quelquefois, elle rend auſſi quelquefois la ſanté aux malades. J'ai connu moi-même un gentilhomme dont les pieds étoient tellement perclus de la goutte, qu'il étoit réduit à ſe faire porter ſur le dos par ſon valet. Un jour qu'on le montoit ainſi un eſcalier, il apprit que ſon épouſe étoit tombée dans une attaque d'apoplexie. Il ſe gliſſa auſſi-tôt en bas du dos de ſon valet ; il deſcendit l'eſcalier ſans aucune difficulté, & il enleva ſa femme du lit avec une force qui étonnoit tous les aſſiſtants. Une dame de ma connoiſſance fut guérie du maraſme par la frayeur que lui donna un incendie : cette femme avoit été jugée déſeſpérée & aux portes du tombeau par le célebre docteur Huxham. (Voyez encore les Ephm. d'Allem. Dec. III. vol. 9 & 10. Schenck. lib I. c. 181.)

CHAPITRE VIII.

Des différentes méthodes d'appaiser l'irritation.

ON peut rapporter à deux claf-
fes générales les méthodes d'appai-
fer l'irritation ; l'une comprend celles
qui relâchent & moderent la force
des nerfs (1) ; & l'autre celles qui dé-
truifent l'impreffion d'un ftimulus en
y fubftituant un autre.

La premiere claffe comprend la
faignée, les purgatifs, les lavages,
les émollients, les cataplafmes, les
liniments huileux.

Je range les purgatifs dans cette
claffe, parce que leur effet fur la

____

(1) Le relâchement feul guérit quelquefois
les maladies comme il confte par le cas d'une
fciatique enracinée & opiniâtre qu'un accès de
foibleffe a emportée. Voyez *Foreftus*, L. XXIX.
Obf. 21.

conftitution eft évidemment de relâ-
cher quoiqu'au moyen d'un ftimulus qui irrite les fibres fenfibles des
inteftins (1). Comme ces méthodes
de calmer l'irritation font affez aifées
à concevoir, je ne m'y arrêterai pas ,
& je paffe tout de fuite à celles de.
la feconde claffe. Je placerai fans hé-
fiter , dans cette divifion l'opium, le
quinquina & toutes fortes de remedes fortifiants & actifs.

On peut conclure à ce que l'o-
pium (2) agit par une qualité ftimulante des effets qu'il produit lorfqu'il
eft donné à une dofe trop forte , ou
qu'on l'applique fur une partie très-
enflammée. Dans le premier cas, il
caufe des vomiffements & des convulfions ; dans le fecond, il excite
les douleurs les plus cruelles (3). Si
par fon effence il étoit uniquement
anodyn, il le feroit dans toutes les

---

(1) Voyez les ingénieufes remarques du célebre Van-Swieten : *Comment. in Boërhaër.*
Sect. 760.
(2) *Laudanum opiatum purgans.* Ephem. Nat.
Cur. Decad. II. vol. VIII. p. 117.
(3) Schenck. L. I. c. 296.

circonſtances quelconques ; & plus la doſe en ſeroit forte , plus le nerf ſeroit expoſé à ſon action, & plus ce narcotique appaiſeroit promptement & immanquablement la douleur. On peut, je crois, haſarder à cet égard la conjecture qu'il produit le ſommeil de la même maniere que les oignons & le tabac, c'eſt-à-dire , par un mode particulier & par un certain degré d'irritation.

Pour ſe convaincre que le quinquina eſt du nombre des irritants, il ne s'agit que de ſe rappeller qu'il devient ſouvent purgatif , & qu'il imprime un goût piquant ſur la langue , ſur-tout ſi elle eſt aride ou tendue.

Tous les médicaments fétides, les amers, les remedes aromatiques ont une qualité irritante : le camphre en particulier a une âcreté très-conſidérable. Il n'y a pas une de ces ſubſtances qui n'efface en peu de temps une irritation qui exiſtoit antérieurement. Lorſque cette irritation vient de la douleur de quelque partie, rien ne la calme plus ſûrement que l'opium : fi c'eft la débilité naturelle des nerfs qui y donne lieu , il faut avoir recours aux gommeux : le quinquina eft un remede prompt & toujours bon à employer dans le cas d'irritation par une fievre intermittente. Le vin naturellement ftimulant & irritant eft bien fouvent un cordial fouverain. Le camphre appaife très-fréquemment la chaleur fébrile d'une maniere très-remarquable , & on ne peut révoquer en doute fon efficacité lorfqu'il s'agit de calmer la cuifon & la douleur occafionnées par les veficatoires.

On peut, je crois, attribuer les effets puiffants du mercure , à ce que ce démi-métal eft irritant par fa propre nature & fans qu'il foit befoin de le combiner avec quelque autre fubftance ; cela fe prouve par la violence avec laquelle agit ce minéral calciné fans aucune addition, & feulement au moyen d'une chaleur douce , comme aufli par la grande douleur qu'il excite lorfqu'il eft réduit en onguent avec du fain-doux frais , quoique ce dernier , ainfi que toutes les applications onctueufes procurent ordinairement du calme. La fluidité naturelle du vif-argent eft probablement la caufe qu'il n'affecte pas fur le champ les nerfs ; parce que fes particules s'attirent plus fortement les unes les autres qu'elles ne cédent à l'attraction d'une troifieme fubftance. Je fais cependant que dans l'état de mercure coulant même il a caufé une falivation peu de temps après qu'il avoit été pris de la maniere indiquée par le docteur Dovar: (voyez auffi l'effai fur le poifon par le docteur Méad).

Les remedes balfamiques font utiles dans les ulceres où les émollients n'opérent aucun changement avantageux. Cela ne vient-il pas de leur qualité ftimulante & échauffante ?

Le vinaigre eft le plus puiffant repercuffif que l'on connoiffe : il prévient les fluxions que de caufes ftimulantes ou des léfions externes tendent à produire. Cependant perfonne n'ignore que le vinaigre lui-même eft très-irritant lorfqu'on en met fur la langue, & beaucoup plus encore

quand on en touche une plaie ré-
cente. On applique les véſicatoires au
côté dans les pleuréſies, & on reſpire
des ſels volatils pour guérir un violent mal de tête ; c'eſt-à-dire, qu'on
a recours à un nouveau ſtimulus pour
détruire celui qui exiſte déjà, & la
cure, au moyen de l'éther, qui imprime une ſenſation brûlante à la
partie, n'eſt-elle pas du même
genre ?

On peut conclure avec raiſon que
les guériſons s'opérent au moyen
d'un ſtimulus par les faits rapportés
dans le dernier volume des eſſais
d'Edimbourg, p. 462. On y lit qu'un
homme détournoit ſouvent les accès
de goutte en mangeant des harangs
ſalés, étant au lit, & s'abſtenant enſuite de boire : & que d'autres perſonnes goutteuſes qui voulant mettre
en uſage le même moyen curatif,
ne pouvoient endurer la chaleur ex-
ceſſive & la ſoif qu'il excitoit, cher-
choient à y remédier en buvant, ce
qui leur faiſoit perdre entiérement
le fruit de leur eſſai, & manquer la
cure.

Je ne prétends néanmoins pas infinuer qu'il foit indifférent d'employer un ftimulant quelconque, quoiqu'il y ait là - deffus affez de liberté. Ainfi, à l'égard de l'air, on peut procurer des effets plus ou moins falutaires, plus ou moins prompts. Car tout le monde fait qu'un air pur, vif, produit des effets contraires à ceux d'un air épais & impur. Je me fouviens très-bien d'un enfant de fix ou fept ans qui étant à la campagne, languiffoit & dépériffoit à vue d'œil, & qui fe rétablit entiérement par un féjour de fix mois à la ville, où il étoit logé dans une rue étroite, fombre & très-peuplée.

Je ne prétends pas conclure de cette obfervation que cette méthode conviendroit dans tous les cas, ni même qu'elle foit fupérieure à un traitement au moyen des évacuants, des émollients ou de quelque autre efpece de ftimulant.

On peut rapporter ce fait, ainfi que tant d'autres déjà connus, aux effets dus à un ftimulus méchanique.

Je n'infifterai pas fur l'ufage de fouëtter les engelures avec du houx, parce que je n'ai d'autre garant de fon efficacité que l'opinion vulgaire.

Je ne range pas dans la même claffe le récit du docteur Hildanus, concernant des gouttes guéries dans plufieurs cas par la torture, ni celui de Loffius, praticien du fiecle dernier (1), dans lequel il eft queftion d'un vertige accompagné de douleurs, qui fut emporté par une chûte où la tête fut frappée violemment, ni enfin celui de Kellnerus (2), qui affure que deux malades, attaqués d'une dyfenterie épidémique, ont été guéris par une rude fuftigation.

La conformité de ces faits recueillis par des favants de différents temps & de divers pays eft un puiffant motif de crédibilité, & leur mérite notre attention malgré l'idée rifible qu'ils font naître. Leur fingularité même les rend remarquables en ce

____

(1) *Loffii obfervat.* L. I. Obf. 8.
(2) *Acta phyfico-medica* vol. IV. p. 450.

qu'elle prouve qu'ils fortent de l'or-
dre naturel, & qu'ils dépendent de
quelques principes inconnus jufqu'ici.

CONCLUSION.

En faifant la récapitulation de tout
ce qui a été dit dans cet ouvrage, je
trouve peu d'objections qu'on puiffe
lui oppofer : & quoique j'aie laiffé de
doutes fur quelques faits auffi extraordinaires qu'incroyables, je ne prétends pas taxer de crédulité ceux qui
qui voudront les admettre. La plupart des hommes font très-crédules,
parce qu'ils font bornés, & qu'ils
époufent aveuglément des théories
& des fyftêmes erronés qui font à la
mode.

Quant à ceux qui ont peine à croire que les obftacles à la circulation
font une caufe univerfelle des maladies, ils rejetteront comme indignes
de foi les faits que j'ai rapportés.

Le philofophe qui obferve & mé-
dite fans ceffe ne fixe pas des bornes
à la nature ni à fes effets. Ses fpé-

culations se trouvent-elles contredites par des faits appuyés sur des témoignages irréprochables ? Loin de les nier, il cherche à s'assurer de la vérité & à rectifier sa théorie.

Cette conduite est sur-tout nécessaire dans les recherches médicinales, attendu que la médecine présente tous les jours des phénomenes qui semblent incroyables ; & que pour apprécier ces phenomenes, il faut s'en rapporter à l'exactitude, à l'intelligence & à la véracité de l'observateur ; & que ceux qui voudroient les nier parce qu'ils leur paroîtroient incroyables, ne feroient pas attention que ce qui paroît étrange & bizarre n'est qu'une chose dont on ne peut pas rendre compte; qui sans impliquer constamment erreur ou absurdité, indique seulement bien souvent l'imperfection de nos connoissances & les égarements du théoricien.

Les faits extraordinaires que j'ai cités sont pour la plupart tirés des livres dont les auteurs sont morts depuis long temps, & qui même sont oubliés; ce qui est cause qu'on ne

peut actuellement donner des garants
de leur exactitude & de leurs lumieres.
Mais, d'un autre côté, le témoignage
de ces auteurs a l'avantage de ne pas
être suspect de partialité ni d'infidé-
lité. Ils rapportent simplement & de
bonne foi le fait tel qu'il est sans pref.
sentir les conséquences qu'on peut en
tirer ; en forte que dans le cas même
que j'eusse été en état d'étayer chaque fait par la déposition des témoins
oculaires, je n'aurois vraisemblablement pas moins préferé de m'en tenir
à ceux que j'ai cités.

J'ai tiré mes principaux matériaux
des recueils publiés en Allemagne
sous les divers titres d'*Ephémerides*,
de *Centuries*, d'*Acta physico-medica*,
ou *nova acta*, &c., &c. Les auteurs
de ces collections volumineuses font
pour la plupart ignorés en Angleterre.
On peut les prendre, fi l'on veut, pour
des rêveurs ignorants, parce qu'on
n'y trouve pas les noms célebres de
Heister & de Morgagni dont la véracité, la fidélité & la sagacité font
connues & à toute épreuve. Maintenant fi perfonne ne peut nier ni

révoquer en doute les témoignages cités & rapportés plus haut, la fingularité des faits (1), au lieu de nuire

----

(1) On trouve à Philadelphie une efpece de *rhus* ou *rhoé*, arbriffeau très-commun dans les marais & les fondrieres, que les Anglois & les Suédois appellent *arbre-poifon*. Linné le défigne fous le nom de *rhus vernix*. Lorfqu'on fait une incifion dans l'écorce de cet arbriffeau, il en découle une liqueur jaune tirant fur le blanc, qui répand une odeur défagréable. On ne le connoît guere ici par fes bonnes qualités, mais bien par fes mauvaifes qui affectent fortement certaines conftitutions, tandis qu'elles n'ont aucun fâcheux effet fur d'autres. Il y a des perfonnes conftitués de façon à pouvoir manier cet arbriffeau à leur fantaifie, le couper, le peler, le frotter dans les mains, en flairer la fciure, & même répandre de fon fuc fur leur peau fans éprouver aucun inconvénient, tandis que d'autres n'ofent l'approcher, & encore moins le toucher lorfque fon bois eft frais, ni prendre la main de quelqu'un qui l'a manié, pas même s'expofer à la fumée qu'il répand en brûlant, fans en être promptement incommodées. Chez quelques-uns les mains s'enflent en moins d'une heure ; chez d'autres, l'enflure s'étend fur le vifage & fucceffivement fur tout le corps, avec des douleurs très-aiguës : quelquefois des veffies, des ampoules, & des puftules couvrent la peau en fi grand nombre que le malade paroît infecté de la lepre la mieux caractérifée. Chez d'autres l'épiderme fe détache en peu de jours, comme lorfqu'on s'eft brûlé avec de l'eau bouillante.

à notre doctrine générale , en est un appui avantageux.

Honny foit qui mal y penfe.

J'ai vu quelques individus qui n'ofoient pas même s'expofer au vent qui entraînoit des émanations de cet arbriffeau fans être pris fur le champ d'une très-grande douleur. Les yeux s'enfloient pendant quatre ou cinq jours au point quelquefois d'être fermés. J'ai connu beaucoup de vieilles gens de la campagne qui redoutoient bien plus cet arbriffeau que l'approche d'une vipere. L'antidote eft un onguent compofé de charbons pulvérifés de plufieurs arbres du pays incorporés dans du lard. La guérifon eft affurée, dit-on, lorfqu'il eft appliqué très-chaud fur la partie enflée.

ESSAI

*Sur la nature & la cure de la maladie ap-
pellée fievre vermineuse ; par le docteur Musgrave, de la Société royale
de Londres, & correspondant de l'A-
cadémie des belles-lettres de Paris.*

PRESQUE tous les enfants font fujets à la maladie qu'on appelle *fievre
vermineuse* ; & cependant très-peu
de personnes recourent aux médecins
pour la guérir. Il ne fera donc pas, je
pense, inutile au public d'établir une
méthode de traiter cette maladie qui,
dans plusieurs cas que ma propre pratique m'a fournis, a été suivie d'un suc-
cès complet. Et comme cette méthode
procure aux malades un foulagement
prompt, je dois fuppofer qu'elle peut
être adoptée généralement fans qu'il
y ait aucun accident ou aucune fuite
fâcheufe à craindre.

La plus grande difficulté qui fe
rencontre dans le traitement de cette

fievre, vient, felon moi, de ce qu'on l'attribue prefque toujours aux vers ; quoique la plupart du temps elle foit due à une caufe toute différente. Je ne prétends néanmoins pas nier que les vers n'abondent dans le corps humain, ni que l'irritation qu'ils caufent ne produife quelquefois la fievre ; mais je crains bien que ces cas ne foient beaucoup plus rares qu'on ne l'imagine, & que malheureufement on ne traite un grand nombre de maladies d'enfants pour des accidents occafionnés par les vers, qui au fond ne font pas dues à cette caufe.

Un très-grand nombre de médecins, quoiqu'éclairés d'ailleurs, tombent fouvent en erreur à l'égard de cette fievre : comme le prouvent encore les recherches du célebre docteur Hunter. Ce fçavant médecin a difféqué un grand nombre d'enfants qu'on avoit crus morts d'une fievre vermineufe, & qui avoient été traités en conféquence, fans avoir trouvé dans leurs cadavres aucune apparence de vers. D'où il fuit que les maladies de ces enfants avoient été d'un tout autre genre.

On lit dans les effais d'Edimbourg, publiés par le docteur Sinclair un paf-fage qui vient à l'appui de mes expériences. Il y eft dit que les erreurs de cette forte ne font pas une chofe nouvelle ; que comme tous les médecins expérimentés le fçavent , il n'y a pas de fymptôme de cette maladie qu'on attribue ordinairement aux vers (excepté le vomiffement de ces reptiles) qui ne dépende très-fouvent de quelque autre caufe. Mais fi ce n'eft pas une chofe nouvelle que de voir les médecins prefcrire des remedes contre les vers dans les cas où il n'y en a pas , on doit être effrayé des maux qu'un tel mal-entendu peut occafionner tous les jours.

La fource de cette méprife eft que le peuple toujours trop précipité dans fes jugements conclut de ce que les malades rendent quelques vers , à l'exiftence d'une foule innombrable dans le corps. Mais cette conclufion n'eft appuyée que fur des fignes très-équivoques & très-incertains (comme M. Sinclair le donne auffi à entendre) tels que des felles qui con-

tiennent des matieres épaiſſes, gru-
melées, reſſemblantes à du lait caillé,
& quelquefois une matiere d'un verd
foncé, pleine de filaments ſemblables
en apparence à de la conſerve qui
ſurnage à l'eau ; de l'urine qui charie
quelque choſe de gras, qui a l'apparence de crême. Si avec ces ſignes
tirés des excréments le malade à le
viſage haut en couleur, s'il ſurſaute
ſouvent pendant le ſommeil, s'il ſe
gratte volontiers le nez, l'on conclut
que, quoique les vers n'exiſtent pas
tout formés dans ces matieres, il n'y
a pas moins une quantité prodigieuſe
de germes, *minera verminoſa*, ou *ſe-*
men verminoſum, qu'il importe de
chaſſer à force de purgatifs.

Cependant des médecins très-oc-
cupés ont obſervé que la maladie eſt
beaucoup moins opiniâtre & dan-
gereuſe lorſque les vers ſont formés,
quand même leur nombre ſeroit très-
conſiderable, que lorſque, ſans ren-
contrer de ces reptiles dans les ſelles,
il n'y a qu'une grande quantité de
ce que communément on appelle *ſe-*
men. Il eſt impoſſible toutefois que

les

les vers dans ce dernier cas, où il
ne font que dans l'état d'embryon &
prefque invifibles, produifent une vive
irritation dans les boyaux, ou abfor-
bent autant de chyle qu'ils feroient
s'ils étoient parfaitement formés &
actifs ; ce qui prouve que le prétendu *semen verminofum* ne doit pas
caufer autant de troubles & de dérangements qu'on prétend dans les
corps où il fe trouve.

On a obfervé, il y a long-temps,
que dans les fievres fuppofées vermi-
neufes, les vers font du mal de
temps à autre, occafionnent une enflure & une inflammation au nombril, & que la maladie fe diffipe
promptement fi la fuppuration s'é-
tablit, au lieu que s'il n'y a aucune
tendance à l'inflammation, la fuite
en eft toujours funefte ; du moins la
maladie eft longue & difficile à guérir. Mais quelle connexion peut-il
y avoir entre la fuppuration du nombril, ne rendant que du pus, &
l'exiftence réelle des vers ? Pourquoi
tous les fâcheux fymptômes s'éva-
nouiffent-ils au moment que la fup-

puration s'établit , comme je l'ai vu arriver , s'ils ont été produits par des vers logés dans les inteſtins , où ils continuent de ſéjourner ? Il paroît donc que la maladie étoit ſeulement une irritation ou une affection morbifique de quelque inteſtin , occaſionnée par l'uſage de quelque nourriture mal-ſaine que la force de la conſtitution a porté à la ſurface du corps , au ſoulagement immédiat & proportionné des parties vitales & intérieures. Maintenant ſi telle eſt la vraie nature de la maladie dans certains cas , on peut conjecturer qu'elle eſt la même dans beaucoup d'autres où les efforts de la nature ont été contrariés , & dans leſquelles on a épuiſé ſes forces par des purgations mal placées & trop ſouvent répétées.

On voit tous les jours que les purgatifs ne réuſſiſſent pas à déloger les vers dans les enfants. Cette vérité eſt connue de toutes les perſonnes qui employent ſouvent cette ſorte de remedes dans les cas de fievre vermineuſe ſuppoſée ; & la réſiſtance que cette maladie oppoſe à la guéri son, semble prouver que c'est au vice de la méthode curative qu'il faut l'attribuer, c'est-à-dire, à l'abus des purgatifs. Et encore n'y auroit-il que demi-mal si toutes ces purgations ne produisoient que des nausées, un mal-être, quelques tranchées passageres & en pure perte; mais malheureusement leurs mauvais effets ne se bornent pas là; & ces remedes dont l'usage n'est qu'inutile dans la supposition qu'il y a des vers à expulser, deviennent pernicieux & souvent destructeurs sous un point de vue différent & plus probable.

Si l'irritation des intestins étend son influence jusque sur le cerveau, comme cela arrive volontiers, l'indication sera de calmer cette irritation & de fortifier les intestins après avoir toutefois évacué la matiere peccante, & non pas de les affoiblir par des purgations fréquentes qui sont de nouvelles causes irritantes, & portent leur action dans toute la longueur du canal intestinal. Dans les enfants, dont les nerfs sont tendres, & dans lesquels l'irritation se transmet promp-

tement des inteſtins & des autres parties éloignées du corps au cerveau ,
il faut craindre les effets de cette irritation , & ſur-tout lorſqu'elle eſt trop
ſouvent répétée. J'ai été plus d'une
fois témoin que des ſelles qui ame-
noient des vers , quoique le nombre de ces derniers ne fût pas conſidérable , ont été ſuivies bientôt après
de convulſions légeres & d'autres
ſymptômes nerveux très-effrayants.
On ne pouvoit douter que dans ce
cas-ci les enfants n'euſſent de vers ;
on pouvoit même conjecturer qu'ils
en euſſent encore beaucoup ; mais
auroit-on oſé les tourmenter & les
affoiblir par l'uſage des purgatifs ,
qui ne pourroient que leur être nui-
ſibles , ſur-tout ſi la ſuppoſition d'un
plus grand nombre de vers à éva-
cuer , étoit mal fondée.

Il eſt d'autres vermifuges qui ne
ſont pas purgatifs , & contre leſquels
il n'y a pas la même objection à faire,
quoiqu'il n'y ait que fort peu , ou pour
mieux dire, point du tout de bien à en
attendre dans la fievre prétendue vermineuſe, qui, comme je l'ai déjà dit,

eſt beaucoup plus rare qu'on ne le penſe.

La véritable cauſe de cette maladie eſt, comme je m'en ſuis aſſuré plus d'une fois, l'abus des fruits qu'on permet aux enfants ; quoiqu'elle puiſſe quelquefois ſe déclarer malgré un régime bien réglé.

Il eſt probable que les fruits, de quelque eſpece qu'ils ſoient, lorſqu'on en mange trop, donnent également la fievre ; & que même ils peuvent occaſionner d'autres accidents très-graves quand on continue trop long-temps ces excès. Je me ſuis convaincu nombre de fois tant par ma propre expérience que par celle des médecins mes amis, qu'une foule de dérangements & de maladies qui arrivent en été ſont cauſés par les cériſes mangées avec excès, quoiqu'elles ſoient regardées généralement & par-tout le monde comme un fruit ſalutaire & rafraîchiſſant, au point qu'on permette aux enfants d'en manger à volonté ſans qu'on ait la moindre inquiétude ſur leurs effets. Il n'en eſt pas de même des poires, des prunes , & des pommes qu'on ne croit pas auffi faines que les cérifes.

De toutes les branches des fciences naturelles , il n'y en a aucune qui admette tant de fujets de doute & qui prête tant au fcepticifme que la médecine. Il n'eft donc pas étonnant que beaucoup de gens foient dans la ferme perfuafion que les fruits ne peuvent jamais faire de mal aux enfants. Cependant ils ont de commun avec toutes les fubftances que nous connoiffons qu'ils produifent des effets différents felon la conftitution des perfonnes qui en ufent. Ils font falutaires & médicamenteux à l'un ; benins à un autre , nuifibles à un troifieme. Dans le cas même où ils font préjudiciables , le détriment qu'ils apportent doit être en raifon de la quantité , & cette quantité qui eft relative à la conftitution & au tempérament ne peut être fixée par aucun moyen connu.

Les perfonnes qui ne font pas attention à cette diverfité d'effets , font incapables de fe rendre raifon du mal qu'elles éprouvent ; elles continuent à être dans la perfuafion qu'elles peuvent manger, fans rifque, autant de fruit qu'il leur plaît ; & que tous les autres en peuvent faire de même. S'ils voyent que ces effais ne réuffiffent pas aux autres, elles fe fondent fur le principe que les chofes même les plus nuifibles ne produifent pas les mêmes effets fur tous les tempéraments, pour fe féliciter de leur bonne conftitution, capable de corriger l'infalubrité des fruits, ou de réfifter à leur action pernicieufe ; de la même maniere que de deux perfonnes expofées à la contagion de la petite-vérole, l'une la prend, & l'autre ne la prend pas. Il me femble néanmoins que relativement au fujet qui nous occupe, on devroit faire plus de cas de la conduite fage de nos aïeux, & fe conformer à leur jugement. Nos peres, au moins auffi inftruits que nous, & peut-être plus fages & plus réfervés, ont attribué beaucoup de maladies d'enfants à l'ufage fréquent & immodéré des fruits de toute efpece, & fouvent à moitié murs. Les réflexions fuivantes ferviront à confirmer leur fentiment.   E 4

Nous avons obſervé très-ſouvent, & pluſieurs médecins ont rapporté nombre de faits qui prouvent qu'une quantité modérée de fruits mangés avec appétit peut cauſer la colique, qui ne peut avoir lieu ſans que le corps ſoit dérangé. Or, tout ce qui eſt nuiſible & qui peut occaſionner de la douleur, peut également, ſelon les circonſtances, faire naître différentes eſpeces de maladies, telles que la fievre, la diarrhée, la ſtupeur, des affeƈtions du cerveau.

La prétendue fievre vermineuſe préſente différents aſpeƈts, ſelon qu'elle provient de l'habitude où l'on eſt de faire des excès en fruits, ou d'un ſeul excès fait en paſſant. Dans le premier cas, le malade s'affoiblit peu-à-peu ; il languit, ſa couleur devient pâle & livide, le ventre s'enfle, ſe durcit ; l'appétit manque ; la digeſtion ne ſe fait plus ; les nuits ſe paſſent ſans repos, ou le ſommeil eſt très-interrompu par des ſurſauts fréquents, la fievre ſe met bientôt de la partie ; peu-à-peu le malade eſt pris d'un ſommeil comateux,

& tombe enfin dans des convulsions, qui souvent se terminent par la mort. Le pouls, quoique vif, n'est jamais fort ni dur; &, à la vérité, il l'est très-rarement dans les maladies des enfants; cependant les carotides battent avec beaucoup de force & soulevent la peau au point qu'on peut voir leur mouvement à une certaine distance. La chaleur est alors considérable, sur-tout dans le crâne, quoique dans d'autres temps où le cerveau est moins affecté, cette chaleur ne soit guere au dessus du degré naturel. Elle est quelquefois accompagnée d'une douleur aiguë à la région épigastrique, d'autrefois & le plus souvent cette douleur est légere, & se termine en léthargie. Il y a pourtant un certain degré de douleur qui est inséparable de cette fievre, & la distingue des autres maladies comateuses.

Lorsque le malade a mangé en une seule fois une très-grande quantité de fruits, la maladie prend promptement, & ses progrès sont rapides. Quelquefois le malade passe en peu d'heures d'une santé parfaite en apparence, à un état stupide & comateux, ou, pour mieux dire, à l'agonie. Les symptômes de la fievre quand elle est bien déclarée, sont presque les mêmes dans les deux cas, sinon que dans celui-ci, j'ai vu constamment un peu de matiere purulente rendue le premier jour par les vomissements & par les selles. Les dernieres sont dans l'un & l'autre cas, telles que je les ai décrites, c'est-à-dire, qu'elles contiennent une matiere caillée, qui ressemble au lait coagulé ; ou bien une matiere flottante qui est de la couleur & de l'apparence de la conserve ; ou enfin un grand nombre de petits fils & de pellicules.

Si dans ces circonstances on purge trop souvent, les douleurs & les plaintes recommencent après un soulagement de courte durée, avec la plus grande violence, la léthargie fait des progrès, & les convulsions lui succedent. Quand la maladie n'est pas si grave, les fréquentes purgations amenent des douleurs venteuses qui roulent dans les côtés & dans la poitrine, avec des tiraillements & des châtouillements aux levres & au visage. Auſſi-tôt que quelqu'un de ces ſymptômes ſurvient, il faut abſolument diſcontinuer l'uſage des purgatifs. Je ne parle pas de la ſaignée : elle doit être proſcrite dans toutes ces maladies.

Au commencement de cette fievre, comme la matiere indigeſte & la mucoſité qui ſéjournent dans l'eſtomac & dans les inteſtins, entretiennent la violence des ſymptômes ; il faut employer les vomitifs & un catarthique qui produiront de bons effets. On donnera pour vomitif à un enfant de trois ou quatre ans quelques grains d'ipécacuanha, ou, ce qui vaut mieux, trois ou quatre cueillerées d'infuſion de cette racine dans du vin, avec dix gouttes d'eſſence d'antimoine. Pour le purger, on peut lui faire avaler une poudre compoſée de jalap & de rhubarbe, de chaque quatre grains, de ſenné en poudre & de ſucre fin, de chaque ſix grains. Si ce purgatif opere bien la premiere fois, il n'eſt pas néceſſaire de le répéter , & fi le malade eft conftipé , il faudra lui donner le fecond jour le lavement fuivant.

R. Infus. flor. chamæmel. Unc. **V.**
Aloes caballin. drachm. fem.
Fiat folutio pro enemate.

Un point effentiel d'où dépend la guérifon de cette maladie, c'eft l'ufage des topiques appliqués à la région de l'eftomac & fur tout le ventre. La caufe de cette fievre a fon fiege dans le canal inteftinal, & étend delà fon action fur toutes les parties tant fupérieures qu'inférieures. J'ai déjà expliqué ma façon de penfer fur les topiques qui agiffent avec une efficacité réelle & frappante , & dont les effets ne font pas dus aux particules abforbées par les portes , & qui circulent avec les humeurs , mais à leur action immédiate fur les nerfs. Comme la caufe de la maladie eft d'une nature froide , les remedes doivent être chauds & tirés de la claffe des cordiaux, des fortifiants, &c. On doit même favorifer leur activité, au moyen d'une chaleur foutenue, l'ordonnance fuivante dont je me fers fouvent a toujours produit des effets falutaires :

R. Fol. abfynth. & Rutæ ana. p. æqu. *aquæ font.* q. s. *fiat decoctum faturatiffimum quò calide foveatur regio ventriculi & abdomen quarta vel quinta quaque hora , per horæ quadrantem.*

Magma ex herbis coctis poft fotus ufum iifdem partibus perpetuo appofitum teneatur & quoties refrixerit aliud calidum apponatur.

Voici la formule dont j'ai fait ufage à l'intérieur :

R. Aqv. Cinam. fpirit.
        ten. ana Unc. fem.
    Olei amygd. dulc. Unc. i fem.
   Syrup. balfam. Drach. iij
Mifce & tempore ufus fortiter concutiatur in phiala : capiat pro ratione ætatis Drach. ij *ad Drachm.* vj *tertia quaque hora.*

S'il furvenoit des accidents nerveux pendant le traitement de la maladie, ou qu'il en fubfiftât après la guérifon , il faudroit donner au màlade une fois ou deux par jour quatre grains d'assa-fétida en pilules : ce remede dissipera en peu de temps ces symptômes, & il a cela d'avantageux que les enfants, au lieu d'en avoir de l'aversion, le prennent avec plaisir & en demandent lorsqu'on ne leur en offre pas ; il y en a même qui le préferent aux oranges ou a d'autres douceurs qu'on leur présente. Il a été remarqué plus haut que les diagnostics de la présence des vers sont très-incertains : cela dit, non-seulement qu'on en soupçonne quelquefois dans les cas où il n'y en a pas ; mais encore que, quelquefois il s'en trouve là où l'on ne s'y attendoit pas. Reste donc à savoir si dans le cas où il y a réellement des vers, la maladie doit être traitée selon la méthode décrite, & s'il n'y a pas de danger que ce traitement ne fasse faire des progrès au mal ? ou lui fasse du moins gagner du terrein pendant qu'on perd son temps.

Je réponds négativement à l'une & l'autre de ces questions : car, dans

la suppofition même que le canal inteftinal foit rempli de vers , cette
méthode fuivie avec quelques lé-
gers changements eft abfolument pré-
férable à celles que l'on emploie
communément : & foit que les vers
fe rencontrent avec un tempéramment foible , ou que leur préfence
l'affoibliffe , les purgations répétées,
fur-tout les purgatifs mercuriels ne
peuvent avoir fur les enfants que de
très-mauvais effets.

L'ufage du *branca-urfina* eft encore plus à blâmer. Ce végétal doit
être rangé dans la claffe des poifons
plutôt que dans celui des remedes.
La barbotine ou poudre aux vers &
tous les amers font trop défagréables
au goût & trop fatigants à l'eftomac
pour y refter long-temps. La poudre de Coralline eft dégoûtante par
la quantité qu'il faut en prendre ; &
l'infufion de la racine d'œillet occa-
fionne quelquefois des vertiges &
des convulfions. Il eft vrai que bien
des perfonnes prétendent que ces
convulfions font excitées par les con-
torfions des vers dans les inteftins ,

& que , pour obvier à ces inconvé-
nients , il faut faire l'infusion plus
forte : qu'alors elle tuera plus promptement ou engourdira du moins ces
reptiles. Cependant d'autres & en
particulier le docteur Linning font
d'un fentiment contraire : ils impu-
tent les mauvais effets de ce remede
à ce que la dofe en eft trop forte.
Comment dans cette diverfité d'opinions décider fi les accidents fâcheux
arriveront on non ? Auffi voit-on
très-fouvent des parents qui ne con-
fentent pas qu'on adminiftre ce ver-
mifuge à leurs enfants : & ceux-ci ,
de leur côté , ont une très-grande
averfion de le prendre auffi-tôt qu'ils
ont effayé le goût terreftre & nau-
féabonde qui lui eft particulier. Les
fomentations du ventre avec une
forte décoction de rhue & d'abfynthe
réitérées jour & nuit font au contraire un remede très-aifé à admi-
niftrer , qui n'expofe à aucun danger, & qui , au lieu d'affoiblir les
vifceres du bas-ventre , tend mani-
feftement à les fortifier. Cette derniere propriété contribue peut-être

plus que toute autre chofe à la def-
truction des vers, dont la vigueur
eft accablée par celle des forces di-
geftives du corps dans lequel ils font
logés. A la fuite des fomentations,
on doit faire ufage des onctions du
ventre avec un liniment compofé
d'une partie d'huile effentielle de
rhue & de deux parties de décoction
de ce végétal dans de l'huile douce.

Foreftus dans fes obfervations
(L. 21. Obf. 33), fait mention
d'une cure remarquable effectuée par
un onguent dont le fiel de taureau
étoit le principal ingrédient : lorfqu'on ne peut pas fur le champ fe
procurer la décoction ou l'huile effentielle de rhue, un onguent chargé de fiel de taureau ou de fiel de
bœuf peut les remplacer.

Quant aux remedes internes, le
meilleur eft l'affa-fétida avec une ou
deux pilules d'aloës données à des in-
tervalles convenables.

La diete qu'on prefcrit aux enfants difpofés aux vers devroit être
chaude & nourriffante, leurs aliments devroient être tirés au moins

en partie du regne animal ; on ne rif-
queroit même rien de les relever un
peu au moyen des affaifonnements.
Leur boiffon ordinaire fera une bierre
bien houblonnée , & de temps en
temps on leur donnera un peu de vin
avec les trois quarts d'eau. Le beurre
n'eft pas, à beaucoup près, auffi contraire qu'on le croit communément,
& il n'eft pas néceffaire de les en
priver entiérement. Le fromage de
bonne qualité , mangé modérément,
leur convient également. Pendant la
fievre, on leur fera prendre de temps
en temps un peu de bouillon, &
quand l'appétit fera revenu, on leur
donnera pour premiere nourriture
des viandes , mais avec beaucoup
de ménagement & par petites por-
tions. A mefure que le malade fe
fortifie, on en augmentera la quantité en évitant avec le plus grand
foin les indigeftions qui, s'il en furvenoit, feront guéries avec la poudre fuivante :

R. Rhubarb. pulv. Magnes. alb.
ana gr. 8.
Spec. arom. gr. ij. **M.**

On sera peut-être étonné de ce que je prescris une diete toute contraire à celle qu'on fait ordinairement observer aux enfants , & de ce que je ne me conforme pas à l'usage qui leur défend une nourriture succulente , de crainte de replétion. Je ne disconviens pas que c'est une très-grande erreur que de trop nourrir les enfants , ou de ne leur permettre que du vin , des sauces , des ragoûts ? Mais l'erreur n'est pas moins grande lorsqu'on les tient trop long-temps à une diete sévere & pauvre qui affoiblit les organes de la digestion , & les rend sujets à toutes sortes de maladies , & particuliérement à celles qui affectent les visceres. A l'égard de la prétendue fievre vermineuse , s'il est vrai que les fruits acides mangés en trop grande abondance en font la véritable cause , il est incontestables qu'une diete chaude & nourrissante , pourvu toutefois qu'on ne passe pas les bornes , sera très-efficace pour la combattre & pour rétablir en peu de temps les forces naturelles de l'estomac. De plus, fi la maladie ne cede pas promptement aux métho-des qu'on vient d'expofer (comme il y a beaucoup d'exemples connus, & plufieurs dont j'ai été témoin ocu-laire) la maladie fe termine par une inflammation & par une fuppura-tion au nombril ; on doit, de toute néceffité, foutenir les forces du ma-lade par un ufage modéré de nour-riture animale, qui feule peut fecon-der les efforts de la nature, & faire efpérer une terminaifon heureufe.

FIN.